学校薬剤師のための
学校環境衛生試験法

編

公益社団法人
日本薬学会
公益社団法人
日本薬剤師会

金原出版株式会社

学校薬剤師のための学校環境衛生試験法

公益社団法人 日本薬学会
公益社団法人 日本薬剤師会 編

『学校薬剤師のための学校環境衛生試験法』編集委員会（五十音順）

編集委員長	永瀬 久光	（岐阜医療科学大学保健科学部）
編集委員	上野 仁	（摂南大学薬学部）
	香川 聡子	（横浜薬科大学）
	川村 仁	（青森大学薬学部）
	北垣 邦彦	（東京薬科大学薬学部）
	木全 勝彦	（一般社団法人愛知県学校薬剤師会）
	神野 透人	（名城大学薬学部）
	中村 弘揮	（一般財団法人岐阜県公衆衛生検査センター）
	村松 章伊	（公益社団法人日本薬剤師会学校薬剤師部会）

序 『学校薬剤師のための学校環境衛生試験法』

　学校薬剤師の主な職務としては，学校環境衛生の検査に従事し，学校環境衛生の維持および改善に関し，必要な指導ならびに助言を行うことが挙げられる．学校環境衛生の検査については，学校保健安全法により定められた「学校環境衛生基準」にその項目が規定されている．したがって，学校薬剤師にとって基準項目にある環境衛生試験法が実施できる，もしくはその測定法の原理，精度などについて熟知していることは，その専門性から必要不可欠である．

　本書は平成30年4月に施行された改正「学校環境衛生基準」にある「教室等の環境」，「飲料水」，「水泳プール」の各検査項目について，その原理，手順等を分かりやすく示している．

　昭和39年に初めて示された「学校環境衛生の基準」は，検査項目も少なく学校薬剤師が自ら分析測定を行っていた．しかし，分析技術が進歩し，基準の検査項目も増えてその多くは高額な精密分析機器を使用しないと分析できないものとなり，分析専門機関に依頼することになっている．しかし，その分析法の原理，精度，測定の際の注意点など十分な知識を持ったうえでないと，分析機関からの成績報告書にある測定値を正しく評価し，学校に指導助言できないことになる．

　日本薬学会では薬学部の学生が活用しやすい衛生薬学実習用テキストとして『必携・衛生試験法』（日本薬学会編，金原出版）を2011年に出版し，多くの薬学部で利用されている．本書はこの『必携・衛生試験法』の解説部分を利用し，学校環境衛生基準に準拠した公定法として試験法を書き直し，また，『必携・衛生試験法』に掲載されていない試験項目については新たに試験法と解説を加えたものとして出版した．

　そして何よりも，本書は学校薬剤師が実際の学校環境衛生活動において利用しやすいものとなるよう，日本薬剤師会学校薬剤師部会と日本薬学会環境・衛生部会の共同編集による出版となっている．出版するに当たり，日本薬学会環境・衛生部会の試験法出版委員会（委員長・佐藤雅彦）内に『学校薬剤師のための学校環境衛生試験法』編集委員会を設置し，作業を進めてきたが，この2つの団体による共同編集は初めてのことであり画期的である．日本薬剤師会学校薬剤師部会からの執筆者は全員現役の学校薬剤師であり，その現場で熟知する視点から執筆，編集にかかわっていただき，大変使いやすいものになっている．

　薬局での実務実習において学校薬剤師の先生が実習生に対しその活動について指導されることがある．巻末には第97～103回薬剤師国家試験で出題された学校環境衛生基準の測定項目に関連した国家試験問題を掲載したので，どのような国家試験問題が出題されているか確認し，実習生の指導に活用していただきたい．

　本書は学校薬剤師が学校環境衛生検査に従事する際に，分析の専門家として必要な情報が網羅してあり，手元に置きたい1冊となることを願って企画編集したものである．大変お忙しいところご尽力いただいた編集委員の皆様に深く感謝申し上げる．

　末筆ながら，本書は金原出版の福村直樹社長，編集の大塚めぐみ氏の支援のもとで上梓に至ったこと心より感謝申し上げる．

平成30年8月

公益社団法人 日本薬学会
環境・衛生部会 部会長　永瀬久光

発刊にあたって

　昭和5年，小樽市の小学校で体調を崩した児童に医薬品を服用させるつもりで誤って昇汞（塩化第二水銀）を飲ませてしまい，一人の児童のかけがえのない命が失われるという大変痛ましい事故が発生しました．この事故の起こる以前から全国各地の薬剤師から学校薬剤師の必要が提唱されてはいましたが，実現には至っていませんでした．しかしこの事故を契機として，「様々な薬品類を備蓄している学校には学校薬剤師を配置すべきである．」という薬剤師の声が議会を動かし，同年，東京市麹町区に学校薬剤師第一号が誕生し，その後全国各地に学校薬剤師が誕生しました．

　昭和29年，学校教育法施行規則の一部改正があり，ここで初めて学校薬剤師の法制化が実現し，学校薬事衛生を主な職務として従事することになりました．昭和33年には学校薬剤師の必置性が学校保健法に明記され，学校薬剤師は学校環境衛生の維持に努め，その改善を図ることが主な職務とされました．

　しかしながら，学校環境衛生の重要性が認識されていたにもかかわらず，「学校環境衛生の基準」に基づいた学校環境衛生検査の実施状況は決して良いとは言えない状況にありました．そこで，「学校環境衛生の基準」の位置付けをより明確にすることを目的として平成21年4月1日，それまでの「学校保健法」は「学校保健安全法」に改正され，「学校環境衛生基準」を文部科学大臣が定めることとなって，学校の設置者及び校長の責務が明確化されることになりました．それに伴い，指導助言に当たる学校薬剤師の職務の重要性も高まっています．

　学校薬剤師の職務執行の準則は学校保健安全法施行規則第24条に7項目定められ，学校薬剤師はその準則に従い職務を執行しています．その職務の中でも学校環境衛生の維持及び改善に関して指導助言を行うことは重要な職務となっています．しかし，学校環境衛生に関する専門的知識は，現在多くの学校薬剤師の本務である薬剤師として携わっている調剤業務や医薬品販売に必要な専門的知識とは異なる別の化学分野である衛生化学の知識が必要であり，欠かすことができません．

　そのため，多くの学校薬剤師は日本薬剤師会学校薬剤師部会等が発信する情報を入手したり，同部会や都道府県または市町村薬剤師会学校薬剤師部会（又は学校薬剤師会）が開催する研修会，講習会等に参加して知識の研鑽を積んでいます．その上で手元に学術的な解説書があれば心強いのではないでしょうか．

　今回，本書を企画するにあたり，日本薬学会環境・衛生部会と日本薬剤師会学校薬剤師部会が強い信頼関係を築き上げ，学校薬剤師が学校環境衛生検査に従事するうえで必要な知識や試験検査に用いる機器類の解説及び検査の意義，更には基準に適性を欠くと判断した際の指導助言のポイント等を網羅した本書を発刊できることになりました．

　平成30年4月1日に施行された「学校環境衛生基準」の一部改正ではマスコミもその一部を取り上げて報道しています．これまであまり光のあたることの少なかった環境衛生に対して国民の関心を芽生えさせる機会になっているのではないでしょうか．この機会をばねとして学校薬剤師の活動をより一層活発にすることで，顔の見える学校薬剤師になれるのではないかと思っています．

　本書を活用して頂くことで，学校薬剤師が学校環境衛生活動に従事して，学校職員や児童生徒等の学校での環境衛生を適正に保つという世界に例を見ない学校薬剤師制度が，より一層充実していくことを願っています．

平成30年8月

公益社団法人 日本薬剤師会
学校薬剤師部会 部会長　村松章伊

目　　次

『学校薬剤師のための学校環境衛生試験法』編集委員会 ……………… iii
序―『学校薬剤師のための学校環境衛生試験法』発刊にあたって………… iv
凡　例………………………………………………………………………… x

第1　教室等の環境に係る試験法

1　換気および保温等………………………………………………………… 2
1　試料の採取の基本事項………………………………………………… 2
2　各試験法………………………………………………………………… 2
（1）換気（二酸化炭素）……………………………………………… 2
（2）温　度…………………………………………………………… 6
（3）相対湿度………………………………………………………… 9
（4）浮遊粉じん……………………………………………………… 15
　　1.重量濃度測定法：Low-Volume Air Sampler法
　　2.相対濃度測定法
（5）気　流…………………………………………………………… 20
　　1.カタ温度計による測定
　　2.微風速計による測定
（6）一酸化炭素……………………………………………………… 25
（7）二酸化窒素……………………………………………………… 29
　　1.ザルツマン法
　　2.化学発光法
　　3.簡易法
（8）揮発性有機化合物：ホルムアルデヒド ……………………… 36
　　1.DNPH誘導体化固相吸着/溶媒抽出法-HPLC法
　　2.DNPH誘導体化固相吸着/溶媒抽出法と同等以上の検査方法
（9）揮発性有機化合物：トルエン・キシレン・パラジクロロベンゼン・
　　エチルベンゼン・スチレン……………………………………… 43
　　1.固相吸着/加熱脱着法-GC/MS法
　　2.固相吸着/溶媒抽出法-GC/MS法
　　3.容器採取法-GC/MS法
　　4.検知管法
（10）ダニまたはダニアレルゲン…………………………………… 56

         1. 匹数法
         2. 酵素免疫測定法（ELISA法）
         3. 免疫クロマト法および遊離グアニン定量法
  2 **採光および照明** ……………………………………………………… 59
    （1）照　度 ……………………………………………………………… 59
      参考　基準以上の水銀を使用した蛍光管について …………………… 62
      参考　JIS照度基準 ……………………………………………………… 63

第2　飲料水等の水質に係る試験法

1 **水　質** ……………………………………………………………………… 66
  1 **試料の採取および保存の基本事項** …………………………………… 66
    1）理化学的試験用試料 ……………………………………………… 66
      （1）試料の容器 ………………………………………………… 66
      （2）採取方法 …………………………………………………… 66
      （3）試料の採水量 ……………………………………………… 67
      （4）試料の保存および運搬 …………………………………… 67
    2）細菌試験用試料 …………………………………………………… 68
      （1）試料の容器 ………………………………………………… 68
      （2）採取方法 …………………………………………………… 68
      （3）試料の保存および運搬 …………………………………… 68
  2 **各試験法** ………………………………………………………………… 69
    （1）一般細菌 ……………………………………………………… 69
         1. 標準寒天培地法
    （2）大腸菌 ………………………………………………………… 71
         1. 特定酵素基質培地法
    （3）塩化物イオン ………………………………………………… 75
         1. 硝酸銀滴定法
         2. イオンクロマトグラフ法（陰イオン）
    （4）有機物（全有機炭素（TOC）の量）………………………… 79
         1. 全有機炭素計測定法
    （5）pH値 …………………………………………………………… 81
         1. ガラス電極法
    （6）味 ……………………………………………………………… 83
         1. 官能法
    （7）臭　気 ………………………………………………………… 85

              1．官能法
   （8）色　度 ……………………………………………………………… 86
              1．比色法
              2．透過光測定法
   （9）濁　度 ……………………………………………………………… 89
              1．比濁法
              2．透過光測定法
              3．積分球式光電光度法
   （10）遊離残留塩素 …………………………………………………… 92
              1．ジエチル-*p*-フェニレンジアミン法（DPD法）
              2．電流法
              3．吸光光度法
   （11）外　観 …………………………………………………………… 102
              1．官能法

第3　水泳プールに係る試験法

1　水　質 ………………………………………………………………… 104

1　試料の採取および保存の基本事項 ………………………………… 104

  1）　理化学的試験用試料 …………………………………………… 104
   （1）試料の容器 …………………………………………………… 104
   （2）採取方法 ……………………………………………………… 104
   （3）試料の採取量 ………………………………………………… 105
   （4）試料の保存および運搬 ……………………………………… 105
  2）　細菌試験用試料 ………………………………………………… 106
   （1）試料の容器 …………………………………………………… 106
   （2）採取方法 ……………………………………………………… 106
   （3）試料の保存および運搬 ……………………………………… 106

2　各試験法 ……………………………………………………………… 106

   （1）有機物等（過マンガン酸カリウム消費量）………………… 106
              1．滴定法による定量
   （2）総トリハロメタン …………………………………………… 111
              1．パージ・トラップ-ガスクロマトグラフ/質量分析計による一斉分析法
              2．ヘッドスペース-ガスクロマトグラフ/質量分析計による一斉分析法
   （3）遊離残留塩素 ………………………………………………… 116
              1．ジエチル-*p*-フェニレンジアミン法（DPD法）

    2．電流法
    3．吸光光度法
  （4）一般細菌 ……………………………………………………………… 117
    1．標準寒天培地法

2 屋内プールの空気質 ……………………………………………………… 118
 1 試料の採取 …………………………………………………………………… 118
 2 各試験法 ……………………………………………………………………… 118
  （1）空気中の二酸化炭素 …………………………………………………… 118
  （2）空気中の塩素ガス ……………………………………………………… 119

第4 教室等の備品の管理に係る試験法

1 黒板面の色彩 ……………………………………………………………… 124
 1 黒板面の色彩 ………………………………………………………………… 124
  1．標準法—黒板検査用色票を用いる ……………………………………… 124
  2．簡易法—簡易版黒板検査用色票を用いる ……………………………… 128
   参考　色彩の表記等 ………………………………………………… 130

付　一般試験法：機器分析法

 （1）学校環境衛生基準の検査方法で用いられる主な機器分析法 …………… 134
 （2）クロマトグラフィー ………………………………………………………… 135
 （3）高速液体クロマトグラフィー ……………………………………………… 139
 （4）イオンクロマトグラフィー ………………………………………………… 144
 （5）ガスクロマトグラフィー/質量分析法（GC/MS） ………………………… 145
 （6）全有機炭素（TOC）計 ……………………………………………………… 149

  ●参考文献 …………………………………………………………………… 150
  ●「学校環境衛生基準」（文部科学省告示第60号）
   （平成30年3月30日告示第60号） ……………………………………… 151
  ●薬剤師国家試験 衛生試験法関連問題（第97～103回） ………………… 165
  ●索　引 ……………………………………………………………………… 171

凡 例

本書の記載は，各章と項で規定するもののほかは原則として以下の凡例によるものとした．

1) 精製水は，逆浸透膜やイオン交換樹脂などを通して不純物を取り除いた純度の高い水のことである．
2) 液性を酸性，中性，アルカリ性として示した場合は，別に規定するもののほかは，リトマス紙を用いて試験した．さらに細分化する場合には，微酸性はpH 5～6.5，弱酸性はpH 3～5，強酸性はpH 3以下，微アルカリ性はpH 7.5～9，弱アルカリ性はpH 9～11，強アルカリ性はpH 11以上とした．
3) 〔試薬〕の欄には，特に説明を要するもののみを記載した．
4) 溶質名の次に溶液と記載し，特に試薬の欄に調製法を示さないものは，すべて水溶液を示した．
5) 溶質Aを水以外の溶媒Bに溶かしたものはA・B溶液と記した．
6) 重量百分率は％とし，他の百分率はそれぞれ％(w/v)，％(v/v)，％(v/w)とした．ただし，濃度に厳密さを要さない場合は「20％水酸化ナトリウム溶液」のように(　)内の記述を省略してもよいこととした．ただし，空気試験法においては，用いられる百分率がほとんど容量百分率であることから，特にことわりのない限り，容量百分率を％とした．
7) 固体の混合重量比，液体，気体の混合容量比は(2：1)，(1：2：4)などと記し，w/w，v/v/vなどの記号は省略した．
8) 数量は原則として，四捨五入してその数値になる値を示すこととした．ただし，1けたの数値，あるいは約を付した数値はその±10％の範囲の数値を意味する．
9) 質量を精密に量るとは，試験法に記載された量につき，化学はかりやセミミクロ化学はかりを用いて，試験法で求められているけた数まで読みとることを意味する．
10) 容量の表記において，1.0 mL，10.0 mLのように小数点以下1位を0で示した場合には正確に量ることを意味する．別に規定するもののほか，容量を正確に量りとるには，全量ピペットまたはこれらと同程度以上の精度のある体積計を用い，正確に一定量にする場合にはメスフラスコを用いることとした．

第1 教室等の環境に係る試験法

1 換気および保温等

1 試料の採取の基本事項

　空気試験の基準などを評価するための測定に当たっては，その空気環境を代表する測定値が得られるように試料の採取地点方法を選定して行う必要がある．
　学校における室内空気の試料採取の場所などについては，「学校環境衛生管理マニュアル」で規定されている．本書においては，試験法ごとに検査回数，場所，方法について記述する．

2 各試験法

(1) 換気（二酸化炭素）

　換気は，汚染した室内の空気を浄化するために室内の汚染空気を排出して，外気を取り入れることであり，二酸化炭素（CO_2）濃度を指標とする．すなわち，換気の基準は，CO_2の人体に対する直接的な健康影響から定めたものではない．教室内の空気は，外気との入れ換えがなければ，在室する児童生徒等の呼吸等によって，教室のCO_2の量が増加するが，同時に他の汚染物質も増加することが考えられる．このため，教室等における換気の基準として，CO_2は，1500 ppm以下であることが望ましいとされている．なお，学校環境衛生基準において，「教室等」とは，普通教室，音楽室，図工室，コンピュータ室，体育館，職員室等の児童生徒等及び職員が通常使用する部屋を指すものである．
　「建築物における衛生的環境の確保に関する法律」（昭和45年法律第20号）（以下略：建築物衛生法）では，CO_2の基準値は1000 ppm以下となっている．

> **基　準**　　換気の基準として，二酸化炭素濃度は，1500 ppm以下であることが望ましい．

　CO_2は昇華点－78.5℃（1気圧），融点－56.6℃（5.2気圧），無色・無臭のガスで，対空気比重は1.529である．CO_2を低温で加圧して液化し，気化潜熱を利用して雪状固体に変え，さらに冷却・加圧するとドライアイスになる．水への溶解度は，100 mL中に20℃で88 mLの割合である．水中では炭酸を生じて弱酸性を示す．可燃性・助燃性がなく，空気中で安定したガスである．

清浄な大気中に約0.040％（400ppm）含まれ，天然には，火山ガスや炭酸泉中に存在し，また地層の空気中では数％含まれ，深いほど高濃度となる．有機物の燃焼に伴って発生するほか，植物体の腐敗や発酵の際にも高濃度に発生し，空気の流通が少ない場所では，CO_2の蓄積と酸素濃度の減少が問題とされる．

ヒトの呼気には，普通3～5％（肺胞気中に4～6％）のCO_2が含まれ，座って仕事をしている人でも，1分間に約0.4LのCO_2を放出することになる．人の多数集まる室内では，呼気によるCO_2濃度が高まってくると，それに対応して空気中の細菌やじんあいも増し，また温湿度条件など空気環境が不良となり，衛生上好ましくない状態となってくる．

CO_2自体の毒性は弱く，特異な吸収症状を招くことはないが，高濃度の場合に麻酔作用が現れ，酸素欠乏の状態が加わった場合には軽い刺激性を発揮する．CO_2の気中濃度と人体作用に関する資料をまとめてみると，表1-1のようになる．特に高濃度の場合には，酸素欠乏の状態を招き，短時間で窒息する．

労働衛生上の許容濃度は，日本産業衛生学会（2017），米国産業衛生専門家会議：American Conference of Governmental Industrial Hygienists（以下ACGIHと略）（2018）とも5000ppmである．労働安全衛生規則では坑内作業場におけるCO_2濃度は1.5％以下，鉱山保安規則では1.0％以下とするよう規定されている．

表1-1 二酸化炭素の気中濃度と人体作用

二酸化炭素（％）	作用
0.55（5500 ppm）	6時間曝露で，症状なし．
1～2	不快感が起こる．
2～4	呼吸中枢が刺激されて呼吸の増加，脈拍・血圧の上昇，頭痛，めまいなどの症状が現れる．
6	呼吸困難となる．
7～10	数分間で意識不明となり，チアノーゼが起こり死亡する．

〔検査回数および検査場所〕

① 検査回数

毎学年2回定期に行うが，どの時期が適切かは地域の特性を考慮したうえ，学校で計画立案し，実施する．

② 検査場所

学校の授業中等に，各階1以上の教室等を選び，適当な場所1カ所以上の机上の高さにおいて検査を行う．なお，幼稚園等では，たとえば子どもたちが床で活動するのであれば，床の上で検査を行うなど，子どもたちの活動状況を考慮して検査を行う．

〔検査方法〕

CO_2濃度測定は，授業開始前から授業終了時まで経時的に行うことが望ましいが，測定回数を1回とする場合は，二酸化炭素濃度が高くなる授業終了直前に行うこと．

CO_2は，検知管法[1,2]，またはこれと同等以上の方法により測定する．CO_2検知管には，NaOH・チモールフタレイン検知管と，ヒドラジン・クリスタルバイオレット検知管の2種類がある．

検知管の使用に当たっては，測定濃度に応じた検知管を用いること．なお，検知管の濃度の読みについては，訓練することにより，個人差が少なくなるものである．

［試　薬］

CO_2検知剤には，以下の2種類がある．

① NaOH・チモールフタレイン検知剤：活性アルミナ粒にチモールフタレインを加えたNaOH溶液を吸着させ，乾燥したもので，青紫色の検知剤がCO_2と反応して薄い桃色に変化する．

② ヒドラジン・クリスタルバイオレット検知剤：活性アルミナ粒に，クリスタルバイオレットとヒドラジンを吸着させ，乾燥したもので，白色の検知剤がCO_2と反応して紫色に変化する．

［器　具］

CO_2検知管には，以下の2種類がある．

① NaOH・チモールフタレイン検知管：ガラス細管内にCO_2検知剤を充てんし，その両端を綿栓で固定し，ガラス管の両端を溶封し，ガラス管表面に濃度目盛りを印刷したもの．測定範囲は0.03～0.70%および0.1～2.6%がある．

② ヒドラジン・クリスタルバイオレット検知管：ガラス細管内にCO_2検知剤を充てんして，その両端を合成樹脂製栓で固定し，ガラス管の両端を溶封し，ガラス管表面に濃度目盛りを印刷したもの．測定範囲は0.03～0.5%，0.13～6.0%のものがある．

③ 検知管用ガス採取器：図1-1（100mL）を使用する．

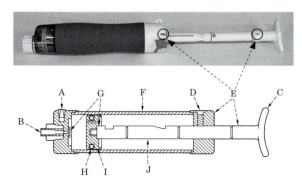

図1-1　検知管用ガス採取器（真空式）

A：ダイヤ付きカッター（ガラス管切断用）　B：検知管取付け口（接続ゴム管）　C：ピストン柄　D：ピストン柄止金　E：ガイドマーク　F：シリンダー　G：逆止弁　H：パッキン　I：ピストン　J：シャフト

［試験操作］

検知管の両端をカッターで切り，検知管の矢印の方向に検知管用ガス採取器を接続する．ガス採取器のガイドマークと，ピストン柄のガイドマークを合わせて一気に最後まで引くと，ピストン柄が固定される．その状態で使用説明書に記載された測定所要時間（数分）放置する．検知管をはずし，変色層の先端の濃度目盛りからCO_2の濃度（ppm）を求める．

温度による影響を受ける場合には付属の温度補正表等を用いて補正する．

〈同等以上の方法の例〉

　非分散形赤外線ガス分析計（記録計付きの機器では自動測定も可能である．）を用いて測定する．この場合，定期的に較正ガスを用い精度管理を実施するほか，センサーや電源である電池の寿命を考慮し，定期的にメーカーの点検を受けること．

注釈

1) ガス検知管は細いガラス管に検知剤を充てんしたもので，検知管用ガス採取器を用いて試料空気を導入すると，試料空気中の特定成分と検知剤が反応して検知剤が変色する．検知剤層の変色の長さと特定成分濃度との関係は，あらかじめ検量線を作成し濃度目盛りとして印刷されているので，これから濃度を読みとることができる．正しく操作すれば，未熟練者でも簡単に測定でき，数分のうちに測定結果が得られる．

　JIS K0804の規定によれば，指示精度は目盛り範囲の1/3以上の濃度で±25%以内，1/3以下では±35%以内とされているが，実際に市販されているものは目盛り範囲の1/3以上の濃度では約±15%以内である．

　検知剤は十分に精製されたシリカゲル，ケイ砂，活性アルミナなどの細粒に，発色試薬を吸着させたもので，試料空気中のある特定成分との化学反応によって変色する．このように化学的性質の似た成分によっても変色を示すことがあるので，共存成分について注意する必要がある．

　検知管の使用温度範囲は通常0〜40℃であり，この範囲外で使用するときは注意を要する．なお検知管の濃度目盛りは通常20℃で校正されており，種類によっては温度の影響を受けるものがあり，この場合20℃以外で使用するときは温度補正表により補正する必要がある．このときの温度とは，試料空気の温度ではなく検知管の温度（通常測定場所の温度）のことである．内容積100 mLの検知管用ガス採取器に検知管を接続してピストン柄を引くと，シリンダー内部が減圧状態になり，検知管を通して試料空気が吸引される．気密漏れがあると検知管は低めに指示するので，使用前に気密チェックを行う．

　検知管用ガス採取器はメーカーによって吸引の流量特性が異なるので，検知管と同一メーカーのものを組み合わせて使用する．

2) NaOH・チモールフタレイン検知剤ではCO_2がアルカリと反応してpH指示薬が変色する．また，ヒドラジン・クリスタルバイオレット検知剤では，CO_2がヒドラジンと反応してカルバジン酸を生成してpH指示薬が変色する．また，NaOH・チモールフタレイン検知管は反応が遅く測定に5分を要するのに対し，ヒドラジン・クリスタルバイオレット検知管は1〜2分で測定できる利点を有している．

$CO_2 + 2NaOH \rightarrow Na_2CO_3 + H_2O$ 　（pH指示薬：チモールフタレイン，
　　　　　　　　　　　　　　　　　　　　　　　変色：青紫色→桃色）

$CO_2 + NH_2NH_2 \rightarrow NH_2NHCOOH$ 　（pH指示薬：クリスタルバイオレット，
　　　　　　　　　　　　　　　　　　　　　　　変色：白色→紫色）

[事後措置]

　CO_2 が1500ppmを超えた場合は，換気の強化を行うようにする．機械による換気が行われていない教室等においては，窓や欄間，入り口の戸等の開け方を工夫すること．機械による換気が行われる教室等においては，運転時間の検討や工夫を行ったうえで，換気能力の確認等機械の点検や整備を行うこと．

　換気方法には，窓・欄間の開放や機械によるものがある．平成15年の「建築基準法」（昭和25年法律第201号）の改正により，改正後に新築された学校はもとより，改正以前に建築された学校についても，改築・改修等に際しては，教室等においても機械換気設備の設置が原則義務付けられたことに留意する必要がある．

(2) 温　度

　気温は通常セ氏（℃，Celsius）で表す．

　温度の目盛りにはセ氏，カ氏（Fahrenheit；°F）などがあり，さらに絶対温度目盛り（国際単位ケルビン度）がある．通常日本などではセ氏を，英米ではカ氏を使用する．両単位の間には，℃＝5（°F－32）/9の関係がある．

　気温は，空気の温度条件〔気温，気湿，気動（気流，風），熱輻射〕中で，体感温度（感覚温度）に対する影響が最も大きい．気温15〜20℃は人体のエネルギー消費が最小になり，違和感がない．気温27℃以上では脈拍と呼吸の増加，体表面血管拡張，発汗やガス代謝亢進，血圧低下，尿比重増加，倦怠感亢進，食欲低下などを呈し，気温15℃では末梢血管の収縮，四肢皮膚温低下，局所の発赤，貧血，内臓血管拡張，血圧上昇，ふるえ，筋肉緊張，ガス代謝亢進などを呈する．

　教室等における「温度」は，昭和39年に「学校環境衛生の基準」の測定項目として規定されて以来，夏は30℃以下，冬は10℃以上であることが望ましいとされてきた．しかし，近年，冷暖房の一般家庭への普及に伴い，児童生徒等は快適な温度に保たれた居室環境で過ごす時間が長くなったことにより，教室等における温熱環境に対する児童生徒等の不快感は，学校における温度の基準が示された昭和39年当時とは異なってきていると考えられる．実際，小学校における調査で，26〜27℃以下では「どちらともいえない」「少し暑い」に回答が集中し，27〜28℃を超えると「少し暑い」「暑い」「とても暑い」に回答が集中したという結果も報告されている．（湯浅梢ら，空気調和・衛生工学会大会学術講演論文集　991-994，2011）

　学校環境衛生基準の改正にあたり，このような状況を踏まえて，温度の基準について検討された．児童生徒等に生理的，心理的に負担をかけない最も学習に望ましい条件は，冬期で18〜20℃，夏期で25〜28℃程度であるとされている．また，事務所衛生基準規則及び建築物環境衛生管理基準等の規定では，空気調和設備（エアフィルター等を用いて外気を浄化し，その温度，湿度及び流量（風量）を調節することができる機器類及び附属設備）を設けている場合ではあるが，居室の温度を17℃以上28℃以下となるように供給する空気を調節するよう規定され，1棟当たりの延べ面積が8,000 m^2 以上の学校（専修学校は3,000 m^2 以上）は建築物衛生法に規定する特定建築物に該当するため，同法に基づく建築物衛生管理基準に従って温度の維持管理が行われている．以上を踏まえて，健康を保護し，かつ快適に学習するうえで

維持されることが望ましい温度として，「17℃以上，28℃以下」が規定された．

なお，温熱環境の快適性は，温度，湿度，気流等によって影響を受けるため，温度のみでなく，湿度，気流等も考慮した総合的な対応が求められる．したがって，温度の基準は，基準値に近づけるよう努めるための指標であり，基準の温度を達成しないといけないというものではないことに留意すること．

基　準	17℃以上，28℃以下であることが望ましい．

〔検査回数および検査場所〕

① 検査回数

毎学年2回定期に行うが，どの時期が適切かは地域の特性を考慮したうえ，学校で計画立案し，実施する．特定建築物に該当する建築物であり，空気調和設備を設けて空気を供給する場合は，建築物衛生法に基づき，2月以内毎に1回，定期に測定する（建築物衛生法施行規則第3条の2第3号）．

② 検査場所

学校の授業中等に，各階1以上の教室等を選び，適当な場所1カ所以上の机上の高さにおいて検査を行う．なお，教室等での温度測定は個々の児童生徒等の健康状態を考慮し，必要に応じて適当な場所数カ所を測定することが望ましい．また，幼稚園では，たとえば子どもたちが床で活動するのであれば，床の上で検査を行うなど，子どもたちの活動状況を考慮して検査を行う．

〔検査方法〕

温度計には，アスマン通風乾湿計，熱電対，測温抵抗体（RTD），赤外線，サーミスターを利用した温度計等があるが，0.5度目盛の温度計，またはこれと同等以上の性能を有する測定器を用いて測定する．

アスマン通風乾湿計は，輻射熱の影響を防ぐために金属製の管内に棒状温度計（乾球，湿球）を入れたもので，温度計の球部に5 m/秒程度の気流を当て，乾球の示度を読み取る．注意点として，応答が遅いので，屋外を測定した後に室内を測定する場合（逆の場合も同様）は，周囲の環境に十分に馴染ませる必要がある．また，気流速度の確保が重要である．

[器　具]

0.5度目盛の温度計

[試験操作]

① 温度計の検出部は壁などから離す．また，直射日光を受けないように配慮する．
② 温度計の温度と気温とが平衡に達した後，温度計の目盛り面の垂直の方向から見て，示度を0.1℃まで按分して読み取る．

注 釈

1) アスマン通風乾湿計は，1887年にAssmann, J. がつくったもので，図1-2-1のAおよびBのように，乾球温度計および湿球温度計を挿入した金属筒をC部で金属筒Dに連結し，これに翼車（E部）とゼンマイ装置と歯車（F部）を装着させた構造となっている．ネジGを回すことにより，E部の翼車が回転し，AおよびBの下端から空気を急速に吸引することで，乾球温度計と湿球温度計に測定対象空間の空気を一定速度で通風させることができる．

空気中水蒸気圧と乾湿球示度差との間には，一定の関係が成り立つことから，乾球温度と湿球温度の示度を読み取ることで，気温および気湿を測定，算出することができる．クロムメッキをした金属筒中に温度計を置くことで，日射や気動の影響を除けることから，かなり正確な

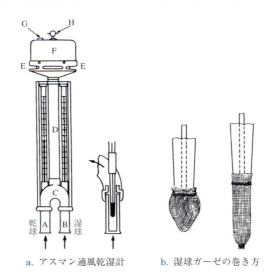

a. アスマン通風乾湿計　　b. 湿球ガーゼの巻き方

図1-2-1　アスマン通風乾式計と湿球ガーゼの巻き方

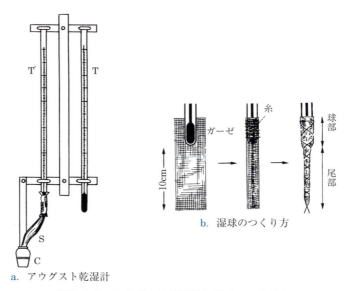

a. アゥグスト乾湿計　　b. 湿球のつくり方

図1-2-2　アゥグスト乾湿計と湿球のつくり方

測定値が得られる.

一方で,ゼンマイ式の通風乾湿計の風速は2.5 m/s程度であるが,本来の正確な測定には3～5 m/s程度の風速が必要であるため,実質的には3 m/s以上の風速が容易に得られる電動式のものが優れている.

2) サーミスター温度センサーおよび高分子膜抵抗式湿度センサーを内蔵し,標準器による校正サービス付きデジタル温度湿度データ記録計(図1-3)が市販されている.また,温度湿度センサーに加えて非分散型赤外線吸収式CO_2センサーを搭載し,経時的なCO_2濃度データを収集できる携帯型データロガー(図1-4)も市販されている.

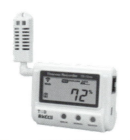
図1-3 温湿度記録計の1例

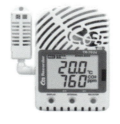
図1-4 温湿度およびCO_2濃度記録計の1例

[事後措置]

暖房時には温められた空気は上方へ,冷たい空気は下方へ移動し,座位の頭部付近と足元(くるぶし)付近の温度差が10℃前後もみられる教室もある.このような場合は,机上面の高さにおいて,冬期の最も学習に望ましい温度とされている18～20℃であったとしても,必ずしも快適な状態とはいえない.さらに,窓側と廊下側のように水平面で著しい温度差があることが,多くの検査結果からも指摘されている.このような場合は,カーテンを使用し外気の影響(日射や温度)を受け難くする対策を講ずる必要がある.このとき,照度の低下に留意すること.また,ヒトが感じる温度感は,単に気温が反映するのではなく,相対温度や気流の状況等により影響を受けることに留意する必要がある.

(3) 相対湿度

相対湿度とは,その空気の含むことのできる最大限の水蒸気(飽和水蒸気)の量と比較した空気の水蒸気の百分率(%)で表す.

気湿は,45～65%程度で通常快適感を,80%以上では湿潤感を,30%以下では強い乾燥感を与える.高湿状態は,気温が高い時には蒸し暑さを覚えさせ,微生物の繁殖が盛んになり皮膚炎や食品汚染の原因になる.一方で気温が低い時には,被服の熱伝導,熱容量,身体からの輻射の吸収度などを増加させるので底冷えを感じさせる.低湿状態は,爽快さ,涼しさを与えるが,のどの粘膜の防御機能を低下させ,インフルエンザ等の感染症にかかりやすくさせたり,アトピー性皮膚炎等の皮膚疾患や気管支喘息等の呼吸器疾患等を増悪させたりするので留意する必要がある.大気の気湿の日変化は,気温や風速の日変化と反対に,気温が最低で風が最も弱い時に最大となり,気温や風が最高の時,最小となることが多い.太平

洋側と日本海側における気湿は，夏季と冬季で高低が逆になる．また，都市内外の気湿差は夏季に大きく，冬季は非常に小さい．室内の気湿の変化は，外気の気湿の変化に伴って変動するが，その幅は外気より小さい．しかし在室者，冷暖房，換気度によって強く影響され，特に換気不良の場合，在室者や開放型暖房（石油ストーブなど）により気湿は大きく上昇し，不快感，おう気，めまいなどの原因になる．一方，冬季の乾燥地域では，室内排気型でない暖房によって気湿が極度に低下し，咽喉を刺激しまた暖房効果を悪くする．

日本の気候の特徴が夏は高湿，冬は低湿であることを踏まえ，教室内の相対湿度は30～80％であることが望ましいとされている．人体の快適性の観点から最も望ましい条件は，50～60％程度である．

基　準	30％以上，80％以下であることが望ましい．

〔検査回数および検査場所〕

① 検査回数

毎学年2回定期に行うが，どの時期が適切かは地域の特性を考慮したうえ，学校で計画立案し，実施する．特定建築物に該当する建築物であり，空気調和設備を設けて空気を供給する場合は，建築物衛生法に基づき，2月以内毎に1回，定期に測定する（建築物衛生法施行規則第3条の2第3号）．

② 検査場所

学校の授業中等に，各階1以上の教室等を選び，適当な場所1カ所以上の机上の高さにおいて検査を行う．なお，幼稚園では，たとえば子どもたちが床で活動するのであれば，床の上で検査を行うなど，子どもたちの活動状況を考慮して検査を行う．

〔検査方法〕

乾湿球湿度計には，アスマン通風乾湿計，電気抵抗湿度計，静電容量式湿度計，アウグスト乾湿計等があるが，0.5度目盛の乾湿球湿度計，またはこれと同等以上の性能を有する測定器を用いて測定する．

アスマン通風乾湿計は，輻射熱の影響を防ぐために金属製の管内に棒状温度計（乾球，湿球）を入れたもので，湿球部のガーゼ部分に5m/秒程度の気流を当て，乾球，湿球の示度を読み取る．注意点として，応答が遅いので，屋外を測定した後に室内を測定する場合（逆の場合も同様）は，周囲の環境に十分に馴染ませる必要がある．また，気流速度の確保が重要である．

［器　具］

0.5度目盛の乾湿球湿度計(図1-2-2)（p.8参照）

［試験操作］

アウグスト乾湿計による方法[1]を以下に示す．

〔装置〕　① アウグスト乾湿計：本計器は図1-2-2のように，乾球温度計Tおよび湿球温度計T′を並列し，さらに水を盛った水つぼCを備え，これらを架台に固定したものである．

T′の球部は，あらかじめ脱脂し水洗したガーゼ布片で一重に巻き，図1-2-2のように木綿糸でしばって，その端に脱脂，水洗した長さ10cmの10本ぐらい束ねた木綿糸を結びつけ，糸の下端Sは水つぼCの水中に浸し，常に布片を湿潤させておく．

水つぼの水面から湿球までの長さは6cmぐらいがよい[2]．

[試験操作]　試験場所に本計器を静置し，TおよびT′の示度がそれぞれ一定したときの示度を，呼気をかけないように注意して乾球から先に読みとり，それぞれの示度tおよびt′から次式によって湿度Hを算定する[3]．

$$H = \frac{f}{F} \times 100$$

$$f = f' - 0.0008P(t - t') \cdots\cdots\cdots\cdots\cdots (1)$$

　　f：空気の水蒸気張力
　　f'：湿度示度t'℃に対する水蒸気最大張力
　　P：気圧計の示度（hPa）
　　F：乾球示度t℃に対する水蒸気最大張力

なお湿球が氷結したときは，

$$f = f' - 0.0007P(t - t') \cdots\cdots\cdots\cdots\cdots (2)$$

なお表1-2のアウグスト乾湿計湿度表を用いれば，試料空気の湿度をただちに求めることができる[4]．

注釈

1) アウグスト乾湿計（August psychrometer）は簡易型乾湿計と呼ばれる．本装置は構造が簡単であるが，精度はよくない．輻射および風の影響を受けやすく，たとえば気湿65%のとき風速5m/sであれば，無風のときに比べ十数%低い値が得られる．微風のときに比較的正しい値が得られるが，それでも正確ではない．

2) 木綿糸のかわりにガーゼを図1-2-2のようにしばり，下端をそのままつるしてもよい．

3) 新しく水つぼに水を入れたときは，正しい示度を示すまでに15分間ぐらいかかる．示度を読み取ったら，器差補正をし，水蒸気圧を式から求める．

　　式（1）および（2）はAngotの式によるものであるが，本乾湿計は誤差が大きいのでAngotの係数0.0079および0.0069を簡単にした．ただし，式（1）はJISで採用したものである．式（2）は従来本法では複雑な式で氷結した場合の式が示されていたが，便法としてAngotの式を簡単にしたものを用いている．

　　なお計算法では，次のPernterの式を採用している．

風速0～0.5m/s

$$f = f' - 0.0012P(t - t')\left(1 + \frac{t'}{610}\right)$$

風速1～1.5m/s

$$f = f' - 0.0008P(t - t')\left(1 + \frac{t'}{610}\right)$$

4) 気体の単位体積中にある水蒸気の質量を，通常g/m³を単位として表したものを絶対湿度という．相対湿度とは，この気体の絶対湿度と，それと同じ温度において水蒸気で飽和している気体の絶対湿度との比，または存在する水蒸気の圧力とそれと同じ温度の飽和水蒸気圧との比（具体的には大気中の実際の蒸気圧と，その時の気温における飽和蒸気圧との比）を百分率で表したものをいう．一般に湿度という場合は，この「相対湿度」のことをいう．大気が飽和状態にある場合は，相対湿度は100%である．絶対湿度を求めるには圧力が著しく大きくない限り，理想気体の状態式が適用される．

すなわち，

$$D = \frac{e}{P_0} \times \frac{18}{22.41 \times \frac{273+t}{273}} \times 1000 = \frac{804}{1+0.00366t} \times \frac{e}{P_0}$$

したがって，

$$相対湿度 H = \frac{D}{Ds} \times 100 = \frac{e}{e_s} \times 100$$

また，

$$D = \frac{H}{100} \times \frac{804}{1+0.00366t} \times \frac{e_s}{P_0}$$

D ：絶対湿度（g/m³）
H ：相対湿度（%）
Ds：t℃における飽和水蒸気の絶対湿度（g/m³）
e_s：t℃における飽和水蒸気圧（e_sと同じ単位を使う）
t ：気温（℃）
e ：水蒸気圧（e_sと同じ単位を使う）
P_0：標準気圧（e_sと同じ単位を使う）

[事後措置]

30%未満の場合には，加湿器等の設置を考慮する等，適切な措置を講ずるようにする．ただし，加熱しない超音波式加湿器を使用する場合は，レジオネラ菌が増殖し，ミストとともに空気中に飛散してレジオネラ症を引き起こすリスクが高い．水をためたままにしておくと，レジオネラ菌が増殖するおそれがあるので，タンクの水は使用日ごとに取りかえ，絶えずタンクの内部を洗浄し清潔に保つなど，衛生管理に努める．

表1-2 アウグスト乾湿計湿度表

Δt / t	0.0	0.5	1.0	1.5	2.0	2.5	3.0	3.5	4.0	4.5	5.0	5.5	6.0	6.5	7.0	7.5	8.0	8.5	9.0	9.5	10.0
45	100	97	94	91	88	86	83	80	78	75	73	70	68	66	63	61	59	57	54	52	50
44	100	97	94	91	88	86	83	80	77	75	72	70	67	65	63	60	58	56	64	52	50
43	100	97	94	91	88	85	83	80	77	75	72	69	67	65	62	60	58	55	53	51	49
42	100	97	94	91	88	85	82	80	77	74	72	69	67	64	62	59	57	55	52	50	48
41	100	97	94	91	88	85	82	79	77	74	71	69	66	64	61	59	56	54	52	50	47
40	100	97	94	91	88	85	82	79	76	73	71	68	66	63	61	58	56	53	51	49	47
39	100	97	94	90	87	84	81	79	76	73	70	68	65	62	60	57	55	53	50	48	46
38	100	97	93	90	87	84	81	78	75	73	70	67	64	62	59	57	54	52	49	47	45
37	100	97	93	90	87	84	81	78	75	72	69	67	64	61	59	56	54	51	49	46	44
36	100	97	93	90	87	84	81	78	75	72	69	66	63	61	58	55	53	50	48	45	43
35	100	97	93	90	87	83	80	77	74	71	68	65	63	60	57	54	52	49	47	44	42
34	100	96	93	90	86	83	80	77	74	71	68	65	62	59	56	54	51	48	46	43	41
33	100	96	93	89	86	83	80	76	73	70	67	64	61	58	56	53	50	47	45	42	40
32	100	96	93	89	86	82	79	76	73	70	66	63	60	58	55	52	49	46	44	41	39
31	100	96	93	89	86	82	79	75	72	69	66	63	60	57	54	51	48	45	43	40	37
30	100	96	92	89	85	82	78	75	72	68	65	62	59	56	53	50	47	44	41	39	36
29	100	96	92	89	85	81	78	74	71	68	64	61	58	55	52	49	46	43	40	37	35
28	100	96	92	88	85	81	77	74	70	67	64	60	57	54	51	48	45	42	39	36	33
27	100	96	92	88	84	81	77	73	70	66	63	59	56	53	50	47	43	40	37	35	32
26	100	96	92	88	84	80	76	73	69	65	62	58	55	52	48	45	42	39	36	33	30
25	100	96	92	88	84	80	76	72	68	65	61	57	54	51	47	44	41	38	34	31	28
24	100	96	91	87	83	79	75	71	68	64	60	56	53	49	46	43	39	36	33	30	26
23	100	96	91	87	83	79	75	71	67	63	59	55	52	48	45	41	38	34	31	28	24
22	100	95	91	87	82	78	74	70	66	62	58	54	50	47	43	39	36	32	29	26	22
21	100	95	91	86	82	77	73	69	65	61	57	53	49	45	41	38	34	31	27	24	20
20	100	95	91	86	81	77	72	68	64	60	56	52	48	44	40	36	32	29	25	21	18
19	100	95	90	85	81	76	72	67	63	59	54	50	46	42	38	34	30	26	23	19	15
18	100	95	90	85	80	76	71	66	62	57	53	49	44	40	36	32	28	24	20	16	13
17	100	95	90	85	80	75	70	65	61	56	51	47	43	38	34	30	26	22	18	14	10
16	100	95	89	84	79	74	69	64	59	55	50	45	41	36	32	28	23	19	15	11	7
15	100	94	89	84	78	73	68	63	58	53	48	43	39	34	30	25	21	16	12	8	4
14	100	94	89	83	78	72	67	62	57	51	46	42	37	32	27	23	18	13	9	5	0
13	100	94	88	82	77	71	66	60	55	50	45	39	34	29	25	20	15	10	6	1	
12	100	94	88	82	76	70	65	59	53	48	43	37	32	27	22	17	12	7	2		
11	100	94	87	81	75	69	63	57	52	46	40	35	29	24	19	14	8	3			
10	100	93	87	80	74	68	62	56	50	44	38	32	27	21	16	10	5				
9	100	93	86	80	73	67	60	54	48	42	36	30	24	18	12	6	1				
8	100	93	86	79	72	65	59	52	46	39	33	27	20	14	8	2					
7	100	93	85	78	71	64	57	50	43	37	30	23	17	11	4						
6	100	92	85	77	70	62	55	48	41	34	27	20	13	7	0						
5	100	92	84	76	68	61	53	46	38	31	24	16	9	2							
4	100	92	83	75	67	59	51	43	35	28	20	12	5								
3	100	91	82	74	65	57	49	40	32	24	16	8	0								
2	100	91	82	73	64	55	46	37	29	20	12	4									
1	100	90	81	71	62	52	43	34	25	16	7										
0	100	90	80	70	60	50	40	31	21	12	3										

Δt = 乾球の示度 (t) − 湿球の示度 (t')

表1-3 アウグスト乾湿計湿度表（氷点以下）

t \ Δt	0.0	0.5	1.0	1.5	2.0	2.5	3.0	3.5	4.0	4.5	5.0
0	100 **100**	90 **90**	80 **80**	70 **71**	60 **61**	50 **52**	40 **43**	31 **34**	21 **25**	12 **16**	3 **8**
-1	11 **99**	89 **89**	79 **79**	68 **69**	58 **59**	47 **49**	37 **40**	27 **30**	17 **21**	7 **12**	 **2**
-2	100 **98**	89 **87**	77 **77**	66 **66**	55 **56**	45 **46**	34 **36**	23 **26**	13 **16**	2 **6**	
-3	100 **97**	88 **86**	76 **75**	65 **64**	53 **53**	41 **42**	30 **32**	19 **21**	8 **11**	 **1**	
-4	100 **96**	87 **84**	75 **73**	62 **61**	50 **50**	38 **39**	26 **28**	14 **17**	2 **6**		
-5	100 **95**	87 **83**	73 **71**	60 **59**	47 **47**	34 **35**	22 **23**	9 **11**			
-6	100 **94**	86 **81**	72 **68**	58 **56**	44 **43**	30 **30**	17 **18**	3 **6**			
-7	100 **93**	85 **80**	70 **66**	55 **53**	41 **39**	26 **26**	12 **13**				
-8	100 **93**	84 **78**	68 **64**	53 **49**	37 **35**	22 **21**	6 **7**				
-9	100 **92**	83 **76**	66 **61**	49 **46**	33 **31**	16 **16**	0 **1**				
-10	100 **91**	82 **74**	64 **58**	46 **42**	28 **26**	11 **11**					
-11	100 **90**	81 **73**	62 **55**	43 **38**	24 **21**	5 **5**					
-12	100 **89**	79 **71**	59 **52**	39 **34**	18 **16**						
-13	100 **88**	78 **68**	56 **49**	34 **30**	13 **10**						
-14	100 **87**	76 **66**	53 **45**	30 **25**	6 **4**						
-15	100 **87**	75 **64**	49 **42**	24 **19**							
-16	100 **86**	73 **62**	46 **38**	19 **14**							
-17	100 **85**	71 **59**	42 **33**	13 **8**							
-18	100 **84**	68 **56**	37 **29**	6 **1**							
-19	100 **83**	66 **53**	32 **23**								
-20	100 **82**	63 **50**	27 **18**								

Δt = 乾球の示度 (t) － 湿球の示度 (t')
下段太字：湿球凍結時

(4) 浮遊粉じん

　浮遊粉じんは，人体の呼吸器に直接影響を及ぼすとされる空気中に常に浮遊している微細な物質のうち，粒径10μm以下の粒子が検査対象とされており，学校環境衛生基準において0.10 mg/m³以下であることとされている[1]．

　教室内で問題となる原因として，

① たばこの煙
② チョークの粉
③ 土由来の塵埃
④ 車の排気ガスおよび工場等からの煤塵（ものの燃焼によって生じたすす等の粒子の総称）

等が考えられる．

　環境基準に係る測定方法によれば，標準方法として分粒装置によって粒径10μmを超える粒子状物質をあらかじめ除去したうえで，ろ過捕集する重量濃度測定方法が定められており，分粒には多段型分粒装置またはサイクロン式分粒装置を，また，ろ過捕集にはローボリウムエアサンプラーを用いることとされている．しかし，この方法によって1時間値を連続的に測定することは困難なことから，測定された重量濃度と直線的な関係を有する量が得られることが確かめられている相対濃度測定法により，その量の継時的変動を連続的に測定し，重量濃度へ換算する方法が用いられている．

　学校環境衛生基準では，検査方法として粒径10μm以下の浮遊粉じんをろ過に捕集し，その質量による方法（重量濃度測定法：Low-Volume Air Sampler法）と，相対濃度計を用いて測定する方法を示している．

　相対濃度測定法には光散乱法，圧電天びん法，ベータ線吸収法[1]があるが，ここでは広く使用されている光散乱法，圧電天びん法による測定法について示す．

基　準	0.10 mg/m³ 以下であること

　検査の結果が著しく基準値を下回る場合には，以後教室等の環境に変化が認められない限り，次回からの検査を省略することができる．

　なお，著しく基準値を下回る場合とは，基準値の1/2以下とする．

1 換気および保温等

〔検査回数および検査場所〕

① **検査回数**

毎学年2回定期に行うが，どの時期が適切かは地域の特性を考慮したうえ，学校で計画立案し，実施する．

② **検査場所**

学校の授業中などに，各階1以上の教室等を選び，適当な場所1カ所以上の机上の高さにおいて検査を行う．空気の温度，湿度または流量を調節する設備を使用している教室等以外の教室等においては，必要と認める場合に検査を行う．

〔検査方法〕

相対沈降径10 μm以下の浮遊粉じんをろ紙に捕集し，その質量による方法（Low-Volume Air Sampler法）または質量濃度変換係数（K）[2]を求めて質量濃度を算出する相対濃度計を用いて測定する．

1. 重量濃度測定法：Low-Volume Air Sampler法

ろ過捕集法とも呼ばれる浮遊粉じんの絶対濃度測定法の一つ[3]で，ローボリウムエアサンプラーを用いて浮遊粉じんの絶対濃度（質量濃度）を求めることからLow-Volume Air Sampler法と呼ばれる．ただ，リアルタイムに粉じんの濃度を知ることができない欠点がある．

[器　具]

ローボリウムエアサンプラー（図1-5）：ローボリウムエアサンプラーの構成は捕集装置―流量計―吸引装置から成るが，流量計が組み込まれて一体化している吸引装置もある．

[試験操作]

ろ紙（グラスファイバーろ紙）で試料空気をろ過捕集して試料捕集前後のろ紙の質量差を天秤秤量で求め，それを総吸引空気量で除すことにより，試料捕集量を粉じん濃度として表す方法である．

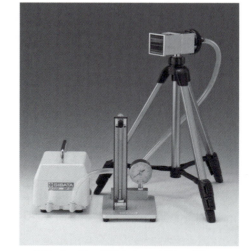

図1-5　ローボリウムエアサンプラー SL-30N型（柴田科学㈱）

2. 相対濃度測定法

1）デジタル粉じん計（光散乱式）（図1-6）

一般にデジタル粉じん計と呼ばれるものは，光散乱方式の測定器であり，浮遊粉じんの散乱光の強さが，粒径，形状，屈折，比重等がほぼ一定の場合には，質量濃度に比例することを利用し，相対濃度をCPMとして計測することで，短時間に粉じんの質量濃度を測定する

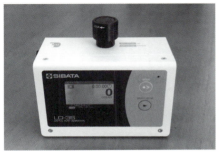 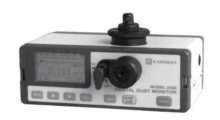

図1-6　デジタル粉じん計（光散乱式）
左：LD-3S型（柴田科学㈱）　右：Model 3432（日本カノマックス㈱）

ことができるとして，現在よく使用されている．

　Low-Volume Air Sampler法と相対濃度測定法（デジタル粉じん計）の測定器を同一場所で採じんし，浮遊粉じん量を比較した場合，デジタル粉じん計はローボリウムエアサンプラーより低い値となるが，あらかじめ比較測定によって質量濃度換算係数を求めておき，これを掛けることで測定結果を質量濃度に換算することによって同じ値を得ることができるとされ，ローボリウムエアサンプラーが浮遊粉じんを採取するのに長時間（1日から2日間）を要し，さらに化学天びんで粉塵量を測るのに比べて，デジタル粉じん計は短時間での測定が可能である．

　実際，学校での測定にあたっては，カウント数から質量に変換する際の質量濃度変換係数（K）を，学校の教室で発生する粉じんの性状に見合ったものとする必要がある．

　学校環境衛生管理マニュアルによれば，デジタル粉じん計等の相対濃度計を使用する場合，質量濃度変換係数（K）は，

$$K = 1.30 \times 10^{-3}$$

を用いて粉じん量に換算することとされている．

　また，測定器の安定時間としては2～3分を要すること，そして，少なくとも5分値の1分平均値を測定値とすることが求められている．

　さらに，可能であれば1日の授業時間中に連続測定して，その結果を平均値で表すのがよいともされている．

［試験操作］

デジタル粉じん計（光散乱式）LD-3S型での測定

　測定器を教室の適当な場所（1カ所以上）の机上の高さに置いて，5分値の1分平均値を測定値とする．

　① K値の初期設定は1.0のため，1.3を入力する．
　② 排気口キャップを閉めB・G（バックグラウンド）測定を行う．
　③ 散乱板ノブをSPANの位置で散乱板測定を行い，測定器の標準散乱板値（S）の±5カウント以内になるのを確認する（なるまで測定，ならない場合は修理）．
　④ 散乱板ノブをMEAS.BGに戻し，排気口キャップを開ける．
　⑤ MODEキーを押して5分測定モードにして測定を開始する．
　⑥ 測定値（質量濃度）を読み取る．

2）ピエゾバランス粉じん計（圧電天秤法）（図1-7）

　水晶発振子の振動数が，その上に付着した物質の質量に比例した減少を示すことを利用したもので，大気中の浮遊粒子状物質を水晶発振子上に静電気的に捕集し振動数を測定し，浮遊粒子状物質の質量濃度を求めるもの．

　光散乱式粉じん計では，粉じんの大きさや形状，色といった物性により影響を受けるが，ピエゾバランス粉じん計では，この依存性がないことから，事前に粉じんの物性がわからなくても正確な測定を行うことができ，質量濃度が直接デジタル表示で測定できる．
　（$K = 1.30 \times 10^{-3}$ を用い，粉じん量に換算する．）

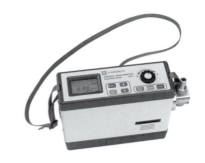

図1-7　Model 3521（日本カノマックス㈱）

［試験操作］

ピエゾバランス粉じん計（圧電天秤法）Model 3521での測定

① インパクタノズルを取り付ける（出荷時は $\phi 10 \mu m$）．
② 電源を入れると，画面左下に【WAIT】が点滅
③ 【WAIT】の点滅が終了したら，MEAS/CLNを押し，高圧指針が中央にくることを確認する．
④ STARTを押して測定を開始する（出荷時　測定時間120sec）．
⑤ 測定が自動終了すると【STORE】が点滅する．
⑥ 測定値（質量濃度）を読み取る．
　（K値の設定が変えられないので，表示された質量濃度に1.3をかける必要がある．）

　なお，上記の相対濃度計については，建築物衛生法[4]に準じて，厚生労働大臣の登録を受けた機関において，1年以内ごとに1回の校正[5]を受けることが望ましいとされている．

注釈

1) ベータ線吸収法：エネルギーの低いベータ線が物質の質量に比例して吸収されることを利用したもので，ろ紙上に吸引捕集された浮遊粒子状物質の増加によって，ベータ線の透過度が減少することを利用し浮遊粒子状物質の質量濃度を求めるもので，環境の浮遊粒子状物質の自動計測器として現在，主に使用されている．
2) 学校の教室で発生する粉じんの性状に見合った質量濃度変換係数のこと．
3) ろ過捕集による重量濃度測定方法には単位時間あたりの採取する試料空気量により，小容量法（ローボリウムエアサンプラーによる方法）および大容量法（ハイボリウムエアサンプラーによる方法）がある．
4) 建築物衛生法においては，空気調和設備および機械換気設備を設けている場合において，浮遊粉じんの量は0.15 mg/m^{3}以下とされており，2カ月以内ごとに1回，定期に測定する（建築物衛生法施行規則第3条の2第3号）．また，グラスファイバーろ紙（0.3 μmのステアリン酸粒子

を 99.9 パーセント以上捕集する性能を有するものに限る．)を装着して，相対沈降径が概ね 10 μm 以下の浮遊粉じんを重量法により測定する機器または厚生労働大臣の登録を受けた者により当該機器を標準として校正された機器で測定するとされている．

5) デジタル粉じん計およびピエゾバランス粉じん計の校正方法については，校正用粒子を使用し，標準測定方法との同時測定によって目盛を校正すること(動的校正)を原則とするが，ピエゾバランス粉じん計の方法については，校正用粒子を用いることなく独自に校正を行うこと(静的校正)が可能であることから，日常の校正等感度の恒常性の維持のためには，静的校正がなされている．

[事後措置]

- $0.10\ \mathrm{mg/m^3}$ を超えた場合は，その原因を究明し適切な措置を講ずること．また，換気方法や掃除方法等を改善すること
- たばこの煙が原因となることから，学校においては受動喫煙を防止するために必要な措置を講ずること
- チョークの粉が浮遊粉じんの原因の一つである．チョークには硫酸カルシウム(石膏)製と炭酸カルシウム製チョークがあるが，炭酸カルシウム製チョークは，硫酸カルシウム製チョークと比較して粒子の比重が大きく，チョークの粉の飛散が抑えられる．
- 上履きに履き替えないで土足で教室を使用している場合は，校舎に入る際にマットで靴底の汚れを落とす指導や床拭きをするなど，土由来の粉じんを抑えるように配慮すること．
- 外気が原因と考えられた場合，自治体の環境部局等と相談すること

(5) 気流

　室内には普通，自然対流もしくは強制対流による気流が生じており，自然対流は室内の温度差によって，強制対流は送風機などによって発生する．気流のある・なしは室内温熱環境の快適性に大きく影響し，たとえば蒸し暑い環境では扇風機で涼を得ることができ，逆に空調機吹き出し口からの気流によって不快感が増大することもある．

　窓等の開放による自然換気の場合でも適度な気流が必要であるが，冷暖房機等使用時には，室内は0.5 m/秒以下であることが望ましく，教室の居住域（床からヒトの呼吸域の高さの範囲）では0.2～0.3 m/秒前後が最も望ましいとされている．

　近年，学校の教室等においてもエアコン等の設置が進んできたことから，授業中に気流による不快感や自律神経の乱れから体温調節機能に障害を起こすこともあるため注意が必要といえる．

　人体が感じている室内気流は，一方向からのみでない複雑な気流であり，こうした気流を評価する方法として，カタ温度計と微風速計がある．

　カタ温度計は，環境が人体を冷却する能力の指標であるカタ度を測定する特殊な温度計で気流に非常に敏感で，屋内空間レベルの0.1m/秒程度の微風速の気流の検出に適した構造特性を持つことから，主に風速計として利用されている。しかし，カタ温度計は球部の表面積を大きくしたガラスのアルコール計であり，また魔法瓶等を使い，温度の下降時間を読み取るなど，その手法が煩雑でもあることから，近年，微風速計が使用されるようになってきている．

　微風速計には，平均風速を測定する方法として，熱式，ヒラム式（ベーン式），空気の流れの中で発生する圧力を測定する，ピトー管式，レーザーや超音波を利用したものがある．

基　準　　0.5 m/秒以下[1]であることが望ましい．

〔検査回数および検査場所〕

① **検査回数**

　空気の温度，湿度または流量を調節する設備[2]を使用している教室等においては，毎学年2回定期[3]に机上の高さにおいて行うが，どの時期が適切かは地域の特性を考慮したうえ，学校で計画立案し，実施する．

② **検査場所**

　学校の授業中などに，各階1以上の教室等を選び，適当な場所1カ所以上の机上の高さにおいて検査を行う．

　なお，空気の温度，湿度または流量を調節する設備を使用していない教室等においては必要と認める場合に検査を行う．

〔検査方法〕

　0.2 m/秒以上の気流を測定することができる風速計を用いて測定する．

1. カタ温度計による測定

[器　具]

① **カタ温度計**
球部の表面積を大きくしたガラスのアルコール計で、カタ度を測定する特殊な温度計。魔法瓶、ストップウォッチ等を使い、温度の下降時間を読み取るなど、その手法が煩雑でもあることから、近年、微風速計が使用されるようになってきている。

[試験操作]

1. **カタ温度計（図1-8）**
   ① カタ温度計（検定済み）を用意し、70℃ほどの湯を入れた魔法瓶の中にカタ温度計を入れ、その示度がA点を超えた安全球のところまで上げておく。
   ② カタ温度計を取り出し、球部を布でぬぐい教室中央測定場所のスタンドに固定する。
   ③ ストップウォッチを用意して、A点からB点までの通過時間（冷却力：T）を測定する。
   ④ そのときの室温を測定する。
   ⑤ 計算式、簡易算出表などより気流（v）を求める。
   注[1] カタ温度計の係数（f）は温度計ごとに異なるので注意する。
   注[2] 普通カタ（N）は測定場所の気温が30℃以下のときに、高温カタ（H）はそれより高いときに使用する。

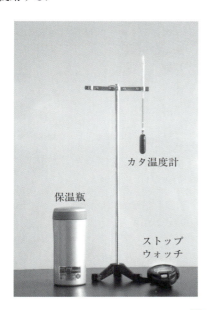
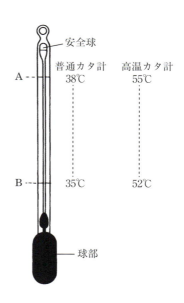

図1-8

● 計算式による方法

① 気流が1 m/秒以下の場合（$H/\theta < 0.6$のとき）

$$V = \left(\frac{H/\theta - 0.20}{0.40}\right)^2$$

② 気流が1 m/秒以上の場合（$H/\theta > 0.6$のとき）

$$V = \left(\frac{H/\theta - 0.13}{0.47}\right)^2$$

V：気流（m/秒）

H：カタ冷却力　$H = \dfrac{f}{T}$

f：カタ係数（温度計により異なる）
T：カタ温度計のA点からB点までの降下平均時間（秒）
θ：温度差（普通カタ温度計を用いた場合（$36.5 - t$）℃，
　　　　　高温カタ温度計を用いた場合（$53.0 - t$）℃）
t：室温

●気流算出表による方法（1m/秒以下の場合）

カタ冷却力（H）およびθの値を用い，下表（表1-4）より気流（V）を求める．

表1-4　気流算出表（1m/秒以下の場合）

H/θ	V（m/秒）	H/θ	V（m/秒）	H/θ	V（m/秒）	H/θ	V（m/秒）
		0.31	0.076	0.41	0.276	0.51	0.601
		0.32	0.090	0.42	0.303	0.52	0.640
		0.33	0.106	0.43	0.331	0.53	0.681
0.24	0.010	0.34	0.123	0.44	0.360	0.54	0.723
0.25	0.016	0.35	0.141	0.45	0.391	0.55	0.766
0.26	0.023	0.36	0.160	0.46	0.423	0.56	0.810
0.27	0.031	0.37	0.181	0.47	0.456	0.57	0.856
0.28	0.040	0.38	0.203	0.48	0.490	0.58	0.903
0.29	0.051	0.39	0.226	0.49	0.526	0.59	0.951
0.30	0.063	0.40	0.250	0.50	0.563	0.60	1.000

2. 微風速計による測定

　微風速計にはさまざまな方式[4]の測定器があるが，教室等，室内の微風速領域（0.2 m/秒以上の気流を測定することができる）を測定する携帯型の微風速計としては，熱式微風速計が使いやすい．

　こうした風速計のセンサーには指向性[5]と無指向性のものがあり，注意が必要となる．指向性とは特定方向の風速に対する感度があるもので，なるべく指向性のない無指向性のセンサーが望ましい．指向性のあるものを使用するときは，各センサーの持つ形状と風の当たる方向により指示値が変化することから，風向マークを気流の上流方向（風上）に向けて複数回測定し，その平均値をとって測定値とすること．また，無風に近い状態（風速0.1m/秒以下）では，必ず30秒以上経過してから測定するとともに，電源の電圧低下などにも留意する必要がある．

なお，微風速計を使用する場合は，カタ温度計との相関をとっておくとよい．

［器　具］熱式微風速計（図1-9）

空気の流れにより，加熱されたセンサーが冷却されるが，この時，センサーの温度を一定に保つために必要な電流値と風速値は関連しており，この電流値を計測することで風速を求める．

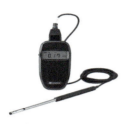
アネモマスター ライト
（日本カノマックス㈱）

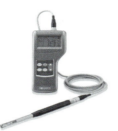
クリモマスター
プローブ選択可
（日本カノマックス㈱）

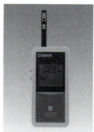
ISA-700型
（柴田科学㈱）

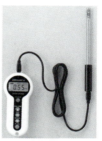
WGT-10
（リオンテック㈱）

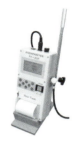
アネモメーター
RT-20P
（リオンテック㈱）

図1-9　熱式微風速計

［試験操作］

各微風速計のマニュアルに基づき操作する．

注釈

1) 建築物衛生法において空気調和設備および機械換気設備を設けている場合においては，気流は 0.2 m/秒以上の気流を測定することができる風速計で測定し，その基準は0.5 m/秒以下とされ，学校環境衛生基準においても同様である．
2) 空気の温度，湿度または流量を調節する設備とは，冷暖房機や空気調和設備（エアフィルターなどを用いて外気を浄化し，その温度，湿度および流量（風量）を調節することができる機器類および付属設備）をいう．つまり，パッケージエアコン，エアハンドリングユニット，ファンコイルユニット，ファンヒーター，全熱交換器付き換気扇などが該当する．単なる換気扇は該当しない．
3) 特定建築物に該当する建築物であり，空気調和設備又は機械換気設備を設けて空気を供給する場合は，建築物衛生法に基づき，2カ月以内ごとに1回，定期に測定する（建築物衛生法施行規則第3条の2 第3号）．
4) 微風速計には熱式微風速計以外にも，以下に示すさまざまな方式のものがある．
   - ●ヒラム式（ベーン式）
   風車やプロペラ形の羽の単位時間当たりの積算回転数から風速を求める方法．
   熱式微風速計やピトー管風速計よりも乱流の影響が少ない．
   - ●ピトー管式
   ベルヌーイの定理に基づいた方法で，風の動圧を利用して，空気の流れに対して真正面

の穴からひろった圧力と，流れと平行にあいた穴の圧力との差を利用して，風速を求める方法

● **レーザー式**
レーザー光を発射して，大気中のエアロゾル（塵，微粒子）からの反射光を受信し，その移動速度を風速として求める方法

● **超音波式**
センサーの送受信器の間を伝搬する超音波の伝搬時間の差から風速を求める方法

5）風速計のプローブ（センサー部分）の例（図1-10）

棒状・針状・球状など形状による特性をよく理解して選択する．

また，指向性があるプローブでは，風向マークを風上に向けて計測する．

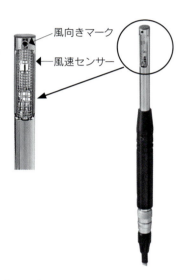

図1-10　風速計のプローブ（棒状タイプ）のセンサー部分の例（日本カノマックス㈱）

［事後措置］

・0.5 m/秒超の気流が生じている場合は，空気の温度，湿度または流量を調節する設備の吹き出し口等の適当な調節を行うようにすること

（6）一酸化炭素

一酸化炭素（CO）は不完全燃焼に伴って発生し，その濃度が高い場合には直接ヒトの健康に影響する．この基準値については，学校が児童生徒等の生活の場，学習の場であることを考えて，10 ppm以下であることとされている．

COはmp－205℃，bp－192℃，無色，無臭のガスで，対空気比重0.97，発火点609℃，空気中で青い炎をあげて燃え，爆発限界は12.5～74.2 %である．水への溶解度は，100 mL中に20℃で，1.5 mLの割合で溶ける．有機物または炭素質燃料の不完全燃焼によって生成する．

気中CO濃度の高まりに注意を要する場所としては，① 都市ガス，プロパンガス，石油ストーブおよび炭火などを使用する室内，② 自動車交通量の多い都市の環境大気，③ 駐車場や修理工場およびトンネルなどの自動車の出入りの多い場所，④ COを使用するかCOを発生するプラント（鉄鋼用高炉）の近傍，⑤ COを排出する排気筒，⑥ 炭坑などである．

COの毒性はO_2より300倍も強い血球中のヘモグロビン（Hb）との結合により起こり，Hbの本来の機能である体内へのO_2の供給能を妨げ，体内組織細胞のO_2欠乏を生じて中毒症状を示す．

たとえば，空気中にCOが0.07 %（700 ppm）存在すると，血液中Hbの50 %はCOと結合し，体内のO_2供給量は半減する．しかし，COおよびO_2とHbとの結合は可逆的で，COを含まない空気中では血球中のCO-HbからCOが解離し呼気中に排出される．COによる中毒症は血液（赤血球）中のHbの総量に対するCO-Hb量に左右される．この関係を表1-5に示す．

なお，呼気中CO濃度からのCO-Hb濃度の算出は，次式による．

$$\text{CO-Hb}(\%) = \sqrt{109.08 + 7.60\,\text{CO}_b} - 11.89$$

CO_b：肺胞気中CO濃度（ppm）

表1-5　CO-Hbと中毒症状

CO-Hb（%）	中毒症状
1～10 [1]	無症状
10～20	前額部緊迫感，頭痛，皮膚血管拡張
20～30	頭痛，側頭部脈動，下肢脱力
30～40	激頭痛，めまい，けん怠，おう吐，虚脱
40～50	呼吸・脈拍増加，虚脱，意識消失
50～60 [2]	けいれん，昏睡，仮死

1) ACGIH（2014）の許容濃度委員会では，一般人のCO-Hb値を0.5～1%，喫煙者のCO-Hb値を4～20%としている．
2) CO-Hb 60%以上は致死濃度と考えられる．

表1-6　CO濃度と人体に取り込まれるCO量の関係

大気中のCO（ppm）	血中のCO-Hb（％）	人体に取り込まれたCOの作用
0～5	0～0.8	特になし
5～20	0.8～1.6	特になし
10～20	1.6～3.2	中位
20～30	3.2～4.8	要注意
30～40	4.8～6.4	危険
40～50	6.4～8.0	やや激しい
50～60	8.0～9.6	激しい
60以上	9.6以上	極めて危険

「危険」および「極めて危険」のときの血中のCO-Hb濃度は，それぞれ約5および10％と考えてよい．
自動車排出ガスにより汚染された大気中のCO濃度と血中のCO-Hb濃度，人体への作用について示す．

　大気の汚染にかかわるCOの環境基準は，1時間値の1日平均値が10 ppm以下であり，かつ，1時間値の8時間平均値が20 ppm以下であることと定められている．主な発生源は自動車で自動車については排出ガスの規制を行っており，1979年度にはほぼ全国的に環境基準を達成して以降，一貫して改善がみられている．

　建築物衛生法施行令および事務所衛生基準規則では，浮遊粉じん量，気流，気温，湿度，CO_2，COの管理基準が決められ，COについては10 ppm以下（大気中の濃度が10 ppm以上のときは20 ppm以下）と定められている．労働環境の許容濃度は日本産業衛生学会（2018）50 ppm，ACGIH（2018）25 ppmである．

基　準	10 ppm以下であること

〔検査回数および検査場所〕

① 検査回数

　毎学年2回定期に行うが，どの時期が適切かは地域の特性を考慮したうえ，学校で計画立案し，実施する．

　毎学年2回の定期検査の対象となる教室等とは，具体的には，長期間，燃焼器具により暖房する教室等や給湯器等が置かれた職員室等である．また，教科等において燃焼器具を使用している教室等は，燃焼器具を使用しているときに適宜測定する．

　なお，教室等において燃焼器具を使用していない場合に限り，検査を省略することができる．

　特定建築物に該当する建築物であり，空気調和設備又は機械換気設備を設けて空気を供給する場合は，建築物衛生法に基づき，2月以内ごとに1回，定期に測定する（建築物衛生法施

行規則第3条の2第3号).

② 検査場所

学校の授業中等に，各階1以上の教室等を選び，適当な場所1カ所以上の机上の高さにおいて検査を行う．なお幼稚園等では，たとえば子どもたちが床で活動するのであれば，床の上で検査を行うなど，子どもたちの活動状況を考慮して検査を行う．

〔検査方法〕

COは，検知管[1]を用いて測定する．検知管の使用に当たっては，測定濃度に応じた検知管を用いること．なお，検知管の濃度の読みについては，訓練することにより，個人差が少なくなるものである．

〔試　薬〕

① **検知剤**[2]：シリカゲル粒に$K_2Pd(SO_3)_2$溶液を吸着させ，乾燥したもの．COによって黒褐色に着色する．

〔器　具〕

① **検知管**：ガラス細管内に検知剤を充てんし，両端を合成樹脂製栓で固定する．ガラス管の両端を溶封し，ガラス管の表面に濃度目盛りを印刷したもの．CO濃度20〜1000 ppmの測定に用いる．

② **検知管用ガス採取器**：CO_2の検知管法による定量で用いる検知管用ガス採取器（図1-1）（p.4）に同じ．

〔試験操作〕

検知管の両端をカッターで切り，検知管の矢印の方向に検知管用ガス採取器を接続する．ガス採取器のガイドマークと，ピストン柄のガイドマークを合わせて一気に最後まで引くとピストン柄が固定される．その状態で使用説明書に記載された測定所要時間（数分）放置する．検知管をはずし，変色層の先端の濃度目盛りからCOの濃度（ppm）を求める．

〈同等以上の方法の例〉

定電位電解法を利用した測定器（記録計付きの機器では自動測定も可能である．）を用いて測定する．この場合は，定期的に校正ガスを用い精度管理を実施するほか，センサーや電源である電池の寿命を考慮し，定期的にメーカーの点検を受けること．

注釈

1) 第1-1 ② (1) 換気（二酸化炭素）の〔注釈〕1) を参照（検知管法による定量；p.5）
2) 検知剤は，COと反応して次式のように金属Pdを析出し，黒色を呈する．COと触れた側から順次反応していくので，変色長として測定することができる．

$$K_2Pd(SO_3)_2 + CO \rightarrow CO_2 + SO_2 + Pd + K_2SO_3$$

[事後措置]

　10 ppm（0.01％）を超えた場合は，その発生の原因を究明し，適切な措置を講ずるようにする．発生源として考えられるのは，主に室内における燃焼器具の使用である．

　窓が閉め切られた状態で，自然排気式（CF式：closed flue system）ボイラーと換気扇を同時に使用した場合に，室外よりも室内の圧力が低下し，COを含むボイラーの排気が正常に室外へ排出されず，室内のCO濃度が上昇し，事故に至った例が報告されている．以上を踏まえ，施設内に自然排気式（CF式）ボイラーが設置されている場合には，換気扇との同時使用を避け，適切な換気が行われるような処置を講ずる必要がある．また，屋外式のボイラーへの交換を促進すること．

（7） 二酸化窒素

　　二酸化窒素は，高温（1000℃以上）でものが燃えると，空気中に含まれる窒素（N_2）と酸素（O_2）が結合して一酸化窒素となり，さらに大気中での光反応などにより酸化され生成するもので，室内では，燃焼ガスが室内に放出されるコンロやストーブ（都市ガス，プロパンガス，灯油等）などの燃焼器具が発生要因となる．

　　空気汚染物質としての二酸化窒素は，高濃度で呼吸器に影響を及ぼすものであり，大気環境では光化学オキシダントの原因物質として知られており，大気の環境基準では1時間値の1日平均値が0.04～0.06 ppm までのゾーン内またはそれ以下とされていることから，教室内でも 0.06 ppm 以下であることが望ましいとされている．

　　環境大気中の二酸化窒素濃度を自動的に連続測定する自動測定機としては，ザルツマン試薬を用いる吸光光度法および化学発光法に基づくものがあり，環境基準および緊急時の措置に係る測定法としては，「二酸化窒素に係る環境基準について」（昭和53年環境庁告示第38号）および大気汚染防止法施行規則第18条において，ザルツマン試薬を用いる吸光光度法またはオゾンを用いる化学発光法を用いることとされている．なお，これらを用いた自動計測器は，日本工業規格（JIS）の認証が行われている．

基　　準	0.06 ppm 以下であること

〔検査回数および検査場所〕

① 検査回数
　　毎学年2回定期[1]に行うが，どの時期が適切かは地域の特性を考慮したうえ，学校で計画立案し，実施する．
　　なお，教室等において燃焼器具を使用していない場合に限り，検査を省略することができる．

② 検査場所
　　学校の授業中等に，各階1以上の教室等を選び，適当な場所1カ所以上の机上の高さにおいて検査を行う．

〔検査方法〕

　　ザルツマン法を用いて測定する．
　　同等以上の方法の例として化学発光法，ナフチルエチレンジアミン法で分析する簡易法等がある．
　　なお，外気の二酸化窒素も検出されるので，外気濃度にも注意を払う必要がある[2]．

1．ザルツマン法[3]

　　試料空気中の二酸化窒素を吸収発色液（ザルツマン試薬：スルファニル酸－ナフチルエチレ

ンジアミン酢酸溶液）に通して発色させ，波長545 nm付近での吸光度を測定することで濃度を算出（ザルツマン係数は0.84）するもの

[試 薬]

全試薬は，亜硝酸塩を含有しない蒸留水または純水に，特級またはこれと同等の薬品を溶かして調製する．

① 吸収発色液（ザルツマン試薬）[4]：酢酸50 mLを含む水900 mLにスルファニル酸5 gを加え，十分振り混ぜて溶かし，必要に応じて緩やかに加熱する．これに0.1% N-（1-ナフチル）エチレンジアミン二塩酸塩溶液50 mLを加え，さらに水を加えて1000 mLにする．

吸収発色液（ザルツマン試薬）

酢酸50 mLを含む水900 mL
　← スルファニル酸5 g
　← 十分振り混ぜて溶解．必要に応じて緩やかに加熱
　← 0.1% N-（1-ナフチル）エチレンジアミン二塩酸塩溶液50 mL
　← 水を加えて全量を1000 mL
吸収発色液（ザルツマン試薬）

② $NaNO_2$溶液[5]：105～110℃で3時間乾燥した$NaNO_2$ 2.5880 gを正確に量りとり，水に溶かして1000 mLとする（本液は冷暗所に保存すれば，少なくとも2カ月間は安定）．この溶液10.0 mLをとり，水を加えて1000 mLとし$NaNO_2$標準溶液とする．

$NaNO_2$標準溶液1 mL ＝ 10 μL NO_2（0℃，101.3 kPa）

[試料空気採取装置]

図1-11および図1-12に装置の例を示す．

[試料の採取[6]]

図1-11のように装置をセットし，NO_2測定用の吸収管Bに吸収発色液10 mLを入れ，0.4 L/minの流量で60分間試料空気を採取したのち，吸収管Bの吸収発色液を，それぞれ25 mLのメスフラスコに移し，吸収発色液を加えて25.0 mLとし，試験溶液とする．吸収発色液は試料空気中のNO_2の濃度によって，桃紫色に変化する．

[試験操作]

定　量：吸収管Bの試験溶液について545 nm付近の吸光度を測定し[7]，検量線に照らして試験溶液中のNO_2量（μL）を求める．対照液には吸収発色液を用いる．

25 mLのメスフラスコに$NaNO_2$標準溶液を水で段階的に希釈した溶液1.0 mLずつをとり，吸収発色液を標線まで加え，よく振り混ぜたのち，室温で15分間放置してから定量の項と同

様に操作して，検量線を作成する．

計　算：試料空気中の窒素酸化物の濃度（ppm）は，次式から求める．

$$NO_2\ (\mathrm{ppm}) = a \times \frac{1}{V \times \frac{273}{273+t}}$$

a ：B管に捕集されたNO_2量（μL）
V ：試料空気採取量（L）
t ：試料採取時の平均温度（℃）

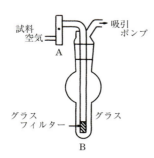

試料
空気
A
吸引
ポンプ
グラス
フィルター
グラス
B

図1-11　試料空気採取装置の例

41±3 mm
29/42
100 ml
203±1.5 mm
50±3mm
最大孔径60 μm
のグラスフィルター
3～6 mm
19 mm

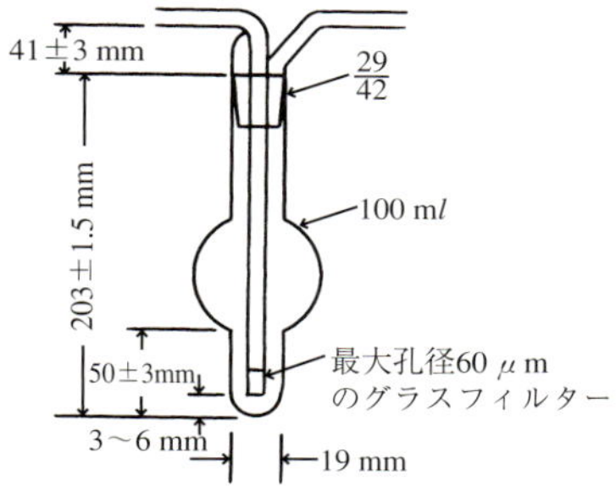

図1-12　吸収管の寸法

A：0.4L/min の流量が正確にわかるガラス製のローターメーターである．B：吸収発色液をいれる吸収管で最大孔径60 μm のグラスフィルター付き（**図1-11**）のもので，吸収発色液は10mL入れる．

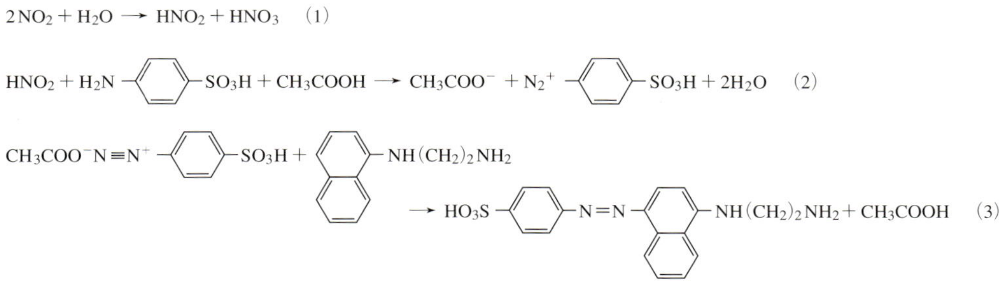

2NO2 + H2O → HNO2 + HNO3 (1)
HNO2 + H2N — SO3H + CH3COOH → CH3COO− + N2+ — SO3H + 2H2O (2)
CH3COO−N≡N+ — SO3H + — NH(CH2)2NH2
→ HO3S — N=N — NH(CH2)2NH2 + CH3COOH (3)

図1-13　ザルツマン法におけるジアゾカップリング反応

2. 化学発光法

ザルツマン法と同等以上の方法として，化学発光を用いた計測器による測定法がある．

試料ガスにオゾンを反応させると，一酸化窒素から励起状態の二酸化窒素が生じ，これが基底状態に戻る時に光を発する（化学発光）．

この化学発光の強度を測定することにより，試料ガス中の一酸化窒素濃度を測定する．一方，試料ガスをコンバータと呼ばれる変換器に通じて二酸化窒素を一酸化窒素に変換したうえで化学発光の強度を測定すると，試料ガス中の窒素酸化物（一酸化窒素＋二酸化窒素）の濃度が測定できることから，これらの測定値の差を求めることによって試料ガス中の二酸化窒素濃度を測定する．

1 換気および保温等

3. 簡易法

　ザルツマン法，化学発光法でのNOx濃度測定装置による測定は，装置の大きさ，価格などより，教室内の使用は現実的でない．
　同等以上の方法例に，室内で短時間に測定する方法として、トリエタノールアミン（TEA）を含浸させたサンプラーで捕集し、ナフチルエチレンジアミン法で分析する簡易法もあるとされていることから，教室内でのNO_2の短時間測定には，上記の測定と相関性があるとされる，検知管法や試験紙光電光度法，定電位電解法などの機器を使用して測定する．

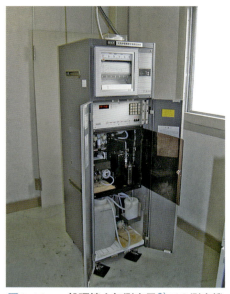

図1-14　一般環境大気測定局[8]での測定機器

1）検知管法

［器　具］ガス検知管（NO_2 740型　図1-15）+
　　　　　エアーサンプラー（ASP-1200　図1-16）

　　原　　理：ジメチルナフチジンと反応して，ニトロソ化合
　　　　　　　物（赤紫色）を生成
　　測定範囲：0.01〜0.1 ppm（目盛）
　　　　　　　0.02〜0.2 ppm（温度補正×2）
　　資料採取量：200 mL/min×20 min
　　　　　　　　200 mL/min×10 min
　　変　　色：白色→赤紫色
　　補　　正：20〜30℃以外での使用では温度補正が必要

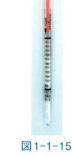

図1-1-15
検知管NO_2 740型
〔光明理化学工業（株）〕

［試験操作］
①　検知管の両端をカットして，エアーサンプラーの接続チューブに取り付ける．
②　エアーサンプラーの時間を20 min（分）[9]にセットし，吸引量を200 mL/minに調節する．
③　吸引終了後，検知管の変色（赤紫色）の先端を読み取る．
④　20〜30℃以外での使用では，温度補正を行うこと

2）試験紙光電光度法

［器　具］FP-31B（図1-16）

　　原　　理：ザルツマン法を改良したNED

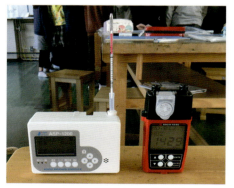

図1-16　簡易法での測定例
左　ASP-1200〔光明理化学工業（株）〕
右　FP-31B〔リオンテック（株）〕

（N-1-ナフチルエチレンジアミン）を試験紙に含浸させた検知タブ（図1-17）の発色（黄色）を光源（LED）の反射光の強度として測定する（図1-18）．

測定範囲　：0.03〜0.2 ppm（0.2 ppmを超えると測定不能）
資料採取量：500 mL/min×30 min
変　　色　：白色→黄色

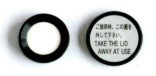

図1-17　NO$_2$ 検知タブ

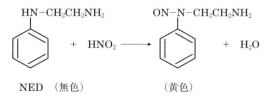

図1-18　発色反応

① スイッチをONにする．
② タブカバーを上げて，検知TABをセットする．
③ スタートボタンを押して30分測定する．
④ 表示値を確認する．ただし，0.2 ppmを超えると測定不能となるので注意する．

3）定電位電解法

ポンプにより採取したサンプルガスを検出器に送り，ガス透過膜を通じて電解液中に拡散吸収されて定電位電解によって酸化された時に得られる微弱な電解電流を増幅して，測定濃度ガス濃度として表示する（図1-19）．
リアルタイム測定ができ，連続した記録も可能

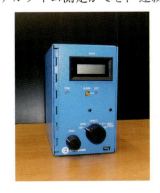
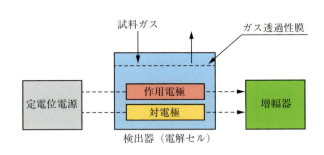

図1-19　電気化学式定電位電解法
　　　　左　IS4000（JMS（株））

注釈

1) 異なる季節を指し，長期間，燃焼器具により暖房する教室や職員室等の給湯器等が対象となる．また，教科等において燃焼器具を使用している教室等は，燃焼器具を使用しているときに適宜測定する．
2) NO$_2$は吸着性のガスなので，外気より教室内の方が値は小さくなる．室内の方が高い場合は，

燃焼器具の影響を考慮する必要があるので，I/O比（室内外比，室内濃度/外気濃度）を求めて判定する．

3) ザルツマン試薬を用いたNO₂吸光光度法の原理は，Saltzman, B.E.が1954年に提案した方法で，吸収発色液に導入された試料大気中のNO₂は図1-13〔ザルツマン法におけるジアゾカップリング反応〕に示す式（1）の反応により酸性液中でNO_2^-を生成し，このNO_2^-が試薬中のスルファニル酸との反応でジアゾ化スルファニル酸となる〔式（2）〕．さらに，発色剤の$N-$（1-ナフチル）エチレンジアミン塩と反応することによって，アゾ色素を生成して桃紫色に発色する．ジアゾカップリング反応〔式（3）〕に基づいている．

4) ザルツマン試薬は，すべての試薬を一括混合して，吸収発色液としているところに特徴がある．自動測定器に用いられる吸収発色液も同じ組成である．ザルツマン試薬は常温で放置しても着色するので，バックグラウンドが高くなる．したがって，使用直前まで遮光して保存すること，または$N-$（1-ナフチル）エチレンジアミン二塩酸塩を用時添加する方法が望ましい．

5) NO₂が吸収発色液に吸収されたときのNO₂のNO_2^-への変換率（NO_2^-/NO₂）はザルツマン係数と呼ばれ，化学量論的には図1-13式（1）に示されるように2 molのNO₂からNO_2^-が1 mol生成することから0.55となる．しかし，Saltzman, B.E.の報告によれば，この変換率として実験で求められた値である0.72を提案している．ザルツマン係数は，吸収発色液の組成やNO₂濃度，NO₂捕集率，試料採取条件などにより0.77〜0.91の間にばらつくとされ，測定に当たってはこれらの測定条件を一定に設定することが必要である．

わが国では，このザルツマン係数について連続自動測定器を対象に低濃度標準ガスによる検証試験が行われ0.84が求められた．連続自動測定器のザルツマン係数は，この検証結果をもとに1972年のNO₂の環境基準設定時に規定された0.72を，JISの1979年改訂時に0.84に変更している．

本法のような手分析法においては，吸収瓶の形状や試料の採取条件でザルツマン係数が変化する可能性があり，測定においてはこれらの条件を一定に設定して行う必要がある．図1-11および図1-12に示した試料空気採取装置を用い測定する場合には，ザルツマンの報告値であるザルツマン係数0.72を使用して行うことが望ましい．

これらの条件と異なる試料空気採取装置で測定する場合には，連続自動測定器に用いられている0.84を使用するようにする．

採用している測定方法のザルツマン係数については，近年，計量法トレーサビリティ制度に基づいた標準ガスが供給されるようになったことから，これらの標準ガスを用いチェックをし決定することが望ましい．なお，本法に記したNaNO₂溶液の調製法はザルツマン係数0.84に基づいたものである．すなわち(69/22.4)×0.84 = 2.588 gのNaNO₂を秤取して，希釈するようになっている．また，ザルツマン係数を0.72とする手分析法の場合では，NaNO₂標準溶液は(69/22.4)×0.72 = 2.218 gのNaNO₂を秤量して，希釈する．

6) 試料大気の採取に当たっては，吸収管中のグラスフィルターが，規定どおりの吸収率を示すものを用いる．

7) 吸収発色後の溶液について，545 nm付近の吸光度を測定するが，この吸光度と溶液中のNO₂濃度の間には，比例関係（ランベルト・ベールの法則）が成り立つ．

8) 大気汚染防止法第22条に基づいて，環境大気の汚染状況を常時監視（24時間測定）する測定局のこと．

9) 測定値が0.1 ppmを超えた場合は，エアーサンプラーの時間を10 min（分）にセットし，再度測定．終了後の読み取り値を温度補正し，その値を2倍する．

[事後措置]

　　基準値を超えた場合は，その発生の原因を究明し，換気を励行するとともに，汚染物質の発生を低くする等適切な措置を講じること．

　　外気の濃度が高い場合は，自治体の環境部局等に相談すること．

(8) 揮発性有機化合物：ホルムアルデヒド

ホルムアルデヒドは，無色で刺激臭を有し，常温ではガス体である．これは，空気と比較してほぼ同じ重さである．空気との混合気体も同様である．水によく溶け，35～37％の水溶液はホルマリンとして知られている．室内空気汚染の主な原因として推定されるのは，合板や内装材等の接着剤として使用されているユリア系，メラミン系，フェノール系等の接着剤からの放散（未反応物または分解物）である．建材だけでなく，これらを使用した家具類からも同様に放散する（木製家具，壁紙，カーペット等）．また，喫煙や石油，ガスを用いた暖房器具の使用によっても発生する可能性がある．

健康影響に関しては，短期曝露で0.08 ppmぐらいに臭いの検知閾値があるとされ，これが最も低い濃度での影響である．0.4 ppmぐらいでは目の刺激，0.5 ppmで喉の炎症閾値があるとされる．国際がん研究機関（IARC）の発がん性評価では，グループ1（ヒトに対して発がん性がある物質）に分類されている．

基　準	100 μg/m^{3}以下であること

〔検査回数および検査場所〕

① 検査回数

毎学年1回定期に行うが，どの時期が適切かは地域の特性を考慮したうえ，学校で計画立案し，実施する．ただし，児童生徒等がいない教室等において，30分以上換気の後5時間以上密閉してから採取し，高速液体クロマトグラフィー（HPLC）により測定した場合に限り，その結果が基準値の1/2以下の場合には，以後教室等の環境に変化が認められない限り，次回からの検査を省略することができる．

② 検査場所

検査は，普通教室，音楽室，図工室，コンピュータ室，体育館等必要と認める教室等において行う．また，それぞれの教室等の種別に応じ，日照が多い教室等，発生源の予想される教室等や刺激臭や不快な臭いがする場所等を測定の対象とし，化学物質の濃度が相対的に高いと見込まれる場所において，少なくとも1カ所以上を選定する．具体的には，全体の平均的な値が得られる中央付近が適当と考えられる．体育館等では部屋の中央付近，高さ120～150 cmの位置で行う．体育館等の使用時は，使用状況にあわせて，少なくとも壁から1 m以上離れた場所，2カ所以上で採取する．

〔検査方法〕

1. DNPH誘導体化固相吸着/溶媒抽出法-HPLC法

室内空気中のホルムアルデヒドを，2,4-ジニトロフェニルヒドラジン（DNPH）誘導体化

固相吸着/溶媒抽出法[1]により採取し，HPLCにより測定する．

1) 空気の採取

空気の採取方法には以下の2通りの方法がある．

吸引方式（アクティブ法）：精密ポンプを用いて，DNPH捕集管に空気を一定量採取する方法．検体の採取時間は30分間とし，2回採取して平均値を測定値とする．

拡散方式（パッシブ法）：細いチューブに捕集剤を充てんし，試料空気の拡散を利用してポンプなしで受動的に採取する方法．検体の採取時間は始業から終業を目安に8時間以上で1回採取する．

【吸引方式（アクティブ法）による試料の採取】

図1-20に示すように，捕集管[2]，流量計またはマスフローコントローラー（流量調整装置），ポンプおよびガスメーター（積算流量計）で構成される試料採取装置を用いる．破過のおそれのあるときは2個の捕集管を直列に接続して用いてもよい．また，DNPH誘導体化法はオゾンによる妨害を受けるため，影響が無視できない場合にはヨウ化カリウムを充てんしたオゾンスクラバー（オゾン除去管）[3]を捕集管の前段に接続する．

1 L/min程度の流速で30分間吸引して試料を捕集管に捕集する．試料採取後は，捕集管を密栓し，密封容器に保存する．

トラベルブランク[4]用の捕集管を試料採取用の捕集管と同時に持ち運び，採取操作以外は試料採取用捕集管と同様に取り扱う．

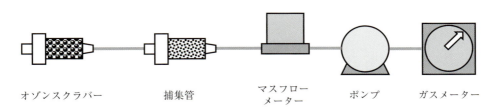

図1-20　ホルムアルデヒド採取装置の構成例

【拡散方式（パッシブ法）による試料の採取】

外気を遮断するための密封容器よりサンプラー[5]を取り出し，所定の場所にセットする[6,7]．一定時間後にサンプラーを回収し[8]，密封容器に入れ，試験室に持ち帰り分析する．

注 釈

1) DNPHを含浸させたシリカゲルを充てんしたカートリッジに空気試料を通し，酸触媒の存在下で，DNPHとカルボニル化合物の反応によって生成するヒドラジン誘導体を，紫外線吸収検出器またはフォトダイオードアレイ検出器付きHPLCを用いて測定する．ホルムアルデヒドのDNPH誘導体化反応を図1-21に示す．

2) 捕集管は捕集時以外は両端に栓をし，試料空気捕集の前後を問わず，保存および運搬時は遮光すること．市販品として，DNPHアクティブガスチューブ（柴田科学），Presep-C DNPH（和

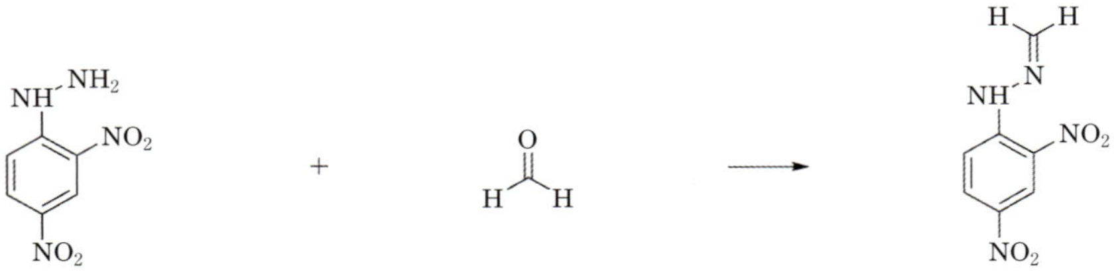

図1-21 ホルムアルデヒドのDNPH誘導体化反応

光純薬工業)，InertSep mini AERO DNPH(ジーエルサイエンス)，LpDNPH S10L(Sigma-Aldrich社)などがある．アクティブ法によるアルデヒド捕集管の外観の一例を図1-22に示す．

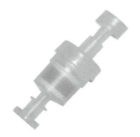

図1-22 アルデヒド捕集管(アクティブ法)の外観

3) 空気中のオゾンが捕集後のヒドラゾン誘導体を分解することが知られており，室内外でオゾンの発生やその存在が懸念される場合は，オゾンスクラバーを使用する．ただし，オゾンの除去に伴ってスクラバーの温度が低下し，水分が凝集することがあるため，スクラバー部分を室温よりやや高い温度に保温する必要がある．市販のオゾンスクラバーとして，Ozone Scrubber(柴田科学)，Presep-C Ozone Scrubber(和光純薬工業)，InertSep mini AERO OzoneScrubber(ジーエルサイエンス)，アクティブサンプラー用Ozone Scrubber(Sigma-Aldrich社)などがある．

4) トラベルブランクは，試料の採取から分析操作までの間に外部環境からの汚染を受けていないことを確認するための捕集管である．一連の試料採取操作を行わないこと以外は，実際に空気を採取する捕集管と同様に持ち運び，分析測定まで保管する．

　　通常は1回の検査につき1試験行えばよいが，多数の検査場所で試料採取を実施する場合は総数の約10%の頻度で行う．

　　トラベルブランクの測定値が分析操作のみを行った捕集管の測定値(操作ブランク値)を大きく超える場合，すなわち捕集管の運搬中の汚染が疑われる場合には，原則として試料の採取をやり直す必要がある．

5) 市販品として，柴田科学製DNPHパッシブガスチューブ，拡散サンプラーDSD-DNPH(Sigma-Aldrich社)などがある．

6) サンプリング開始日時を記録する．取り込み速度は，温度，湿度，気流などの影響を受けるが，特に温度の影響が大きいため，測定期間中の温度を同時に計測する必要がある．

7) 窓・扉の近辺など換気の影響を受ける領域，パーティクルボードなどのホルムアルデヒド放散

源が存在する領域は避けることが望ましい．
8) 採取時間は8時間以上とする．

2）分析測定

【HPLCによる定量】

捕集管の両端の密栓を取りはずしたのち，上部に液体用シリンジ（10 mL）を接続してアセトニトリル5 mLを入れ，1 mL/min程度の流速でアセトニトリルを捕集管内に穏やかに通して，ホルムアルデヒドのヒドラゾン誘導体を全量フラスコ（5 mL）に溶出させる[9,10]．アセトニトリルで標線に合わせ，これを試料溶液とする．

2本の捕集管を直列に接続して試料を採取した場合は，1段目の捕集管の両端の栓を取りはずしたのち，上部に液体用シリンジ（10 mL）を接続してアセトニトリル5 mLを入れ，1 mL/min程度の流速でアセトニトリルを捕集管内に穏やかに通して，ホルムアルデヒドのヒドラゾン誘導体を全量フラスコ（10 mL）に溶出させる．次に，2段目の捕集管についても同様に操作し，溶出液を先の全量フラスコに合わせる．アセトニトリルで標線に合わせたものを試験溶液とする．別に用意した未使用の捕集管について同様に操作し，操作ブランク試験溶液とする．

試験溶液からマイクロシリンジを用いて20 μLを分取し，高速液体クロマトグラフに注入する．

HPLCの条件の例

カラム　　：TSKgel ODS-80Ts（4.6 mm i.d. × 250 mm，粒径5 μm）
カラム温度：50℃
移動相　　：水・アセトニトリル（45：55）
流　速　　：1.0 mL/min
検出器　　：UV検出器（360 nm）
注入量　　：20 μL

ホルムアルデヒド-DNPH誘導体およびアセトアルデヒド-DNPH誘導体のクロマトグラムの例を図1-23に示す[11]．

得られたピーク面積を検量線に照らしホルムアルデヒド量（A_s μg）を求める．操作ブランク試験溶液についても同様に操作し，ホルムアルデヒド量（A_0 μg）を求める．

検量線の作成：ホルムアルデヒド-DNPH標準溶液（10 μg/mL）の0.0～2 mLを段階的に全量フラスコにとり，アセトニトリルを加えて10.0 mLとする．希釈標準溶液の20 μLを高速液体クロマトグラフに注入し，得られたピーク面積と量（μg）との関係をプロットする．

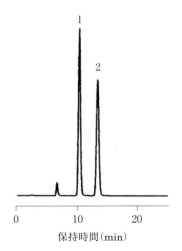

図1-23 ホルムアルデヒド-DNPHおよびアセトアルデヒド-DNPHの高速液体クロマトグラム
1. ホルムアルデヒド-DNPH, 2. アセトアルデヒド-DNPH

計　算：アクティブ法で採取した試料空気中のホルムアルデヒド濃度は，次式から求める[12].

$$C = \frac{(A_s - A_0) \times D \times E \times 1000}{v \times V \times (298/273 + t) \times p/101.3}$$

C ：25℃における試料空気中のホルムアルデヒド濃度（$\mu g/m^3$）
A_s：検量線より求めた試料溶液中の質量（μg）
A_0：検量線より求めた操作ブランク試験溶液中のホルムアルデヒドの質量（μg）
D ：HPLC測定時の試験溶液の希釈係数
E ：試料溶液の液量（μL）
v ：HPLCへの注入（μL）
V ：ガスメーターで測定した試料空気の捕集量（L）
t ：試料採取時の平均気温（℃）
　　　湿式型積算流量計を使用した場合は積算流量計の平均水温（℃）
p ：試料採取時の平均大気圧（kPa）
　　　湿式型積算流量計の場合には（$P - P_w$）を用いる．
　　　ここで，P_wは試料採取時の平均気温tでの飽和水蒸気圧（kPa）

パッシブ法で採取した試料空気中のホルムアルデヒド濃度は次式から求める

$$C = \frac{W}{K \times t}$$

C ：空気中のホルムアルデヒド濃度（ppb）
W ：ホルムアルデヒドの捕集量（μg）
K ：取り込み速度〔$\mu g/(ppb \cdot h)$〕
t ：採取時間（h）

注釈

9) 溶出に用いる器具などはあらかじめアセトニトリルを加えて洗浄し，清浄な場所で乾燥する．溶出操作も同様に清浄な場所で行う．イオン交換水などには相当のホルムアルデヒドが含まれている．有機溶媒類，特にアセトニトリルやエタノールにもアルデヒド類が混入していることがあるため，あらかじめ確認してから使用する．また，実験室内の空気からの汚染を受けないように十分に注意する必要がある．

10) 溶出速度が速すぎると，ホルムアルデヒドのヒドラゾン誘導体の回収率が低下するので，通常1〜2 mL/min 程度の流速にする．溶出量は4〜5 mL 程度が一般的であるが，使用する捕集管により異なるため，あらかじめ最適な条件を検討しておく．

11) 二酸化窒素はDNPHと反応して，HPLC測定条件によってはホルムアルデヒド-DNPH誘導体に近接した保持時間のピークを与えることがある．したがって，開放型の燃焼器具を使用した室内の空気試料を測定する場合などは妨害ピークの有無を十分に確認する．

12) ホルムアルデヒドの質量濃度（μg/m^3）と体積濃度（ppm）は次の換算式により変換できる．体積濃度は室温の影響を受けないのに対し，質量濃度は温度に影響される．したがって，両者を換算する場合は温度を明示する必要がある．揮発性有機化合物の学校環境衛生基準は25℃における値である．

$$体積濃度（\text{ppm}）= 質量濃度（\mu\text{g/m}^3）\times \frac{22.4}{30.03} \times \frac{273+t}{273} \times \frac{1}{1000}$$

$$質量濃度（\mu\text{g/m}^3）= 体積濃度（\text{ppm}）\times \frac{30.03}{22.4} \times \frac{273}{273+t} \times 1000$$

t：室温（℃）

2. DNPH誘導体化固相吸着／溶媒抽出法と同等以上の検査方法

「建築物における衛生的環境の確保に関する法律」（建築物衛生法）等では，4-アミノ-3-ヒドラジノ-5-メルカプト-1,2,4-トリアゾール法（AHMT法）によることも可能となっている[13]．この方法は，トリエタノールアミン（TEA）を含浸させたサンプラーに，ホルムアルデヒドを接触させて捕集する方法である．

また，建築物衛生法（施行規則第3条の2　第1号の表の第7号の下欄の規定）では，ホルムアルデヒドの測定器について，指定測定器（厚生労働大臣が別に指定する測定器）が告示されている[14]．

注 釈

13) AHMT法は,インピンジャを用いて空気中のホルムアルデヒドをホウ酸溶液に捕集し,捕集液をアルカリ性にしたのちにAHMTおよび過ヨウ素酸カリウムを加え,生成した赤色物質(6-Mercapto-5-triazolo[4,3-b]-s-tetrazine(MTT))の吸光度(550 nm)を分光光度計で測定する方法である.

14) 指定測定器として,下の表に示した機器が指定されている.

厚生労働大臣が指定するホルムアルデヒドの測定器

指定番号	型式	製造者等の名称
1501	FP-30	理研計器株式会社
1502	710	光明理化学工業株式会社
1503	XP-308B	新コスモス電機株式会社
1504	91P	株式会社ガステック
1505	91PL	株式会社ガステック
1506	TFBA-A	株式会社住化分析センター
1601	IS4160-SP(HCHO)	株式会社ジェイエムエス
1602	ホルムアルデメータhtV	株式会社ジェイエムエス
1603	3分測定携帯型ホルムアルデヒドセンサー	株式会社バイオメディア
1604	FANAT-10	有限会社エフテクノ
1901	CNET-A	株式会社住化分析センター
1902	MDS-100	株式会社ガステック
2301	FMM-MD	神栄テクノロジー株式会社
2701	FP-31	理研計器株式会社
2702	713	光明理化学工業株式会社
2703	261S	株式会社ガステック

最終改正:平成27年3月19日 厚生労働省告示第72号
(http://www.mhlw.go.jp/bunya/kenkou/seikatsu-eisei10/03.html,2017年9月10日確認)

（9）揮発性有機化合物：トルエン・キシレン・パラジクロロエベンゼン・エチルベンゼン・スチレン

トルエンは，無色でベンゼン様の芳香をもち，常温では可燃性の液体で，揮発性は高いが，空気より重いため，高濃度の蒸気は低部に滞留する性質があると考えられる．接着剤や塗料の溶剤および希釈剤等として，通常は他の溶剤と混合して用いられる．室内空気汚染の主な原因として推定されるのは，内装材等の施工用接着剤，塗料等からの放散である．また，建材だけでなく，これらを使用した家具類も同様である．トルエンは，0.48ppm ぐらいに臭いの検知閾値がある．高濃度の短期曝露で目や気道に刺激があり，精神錯乱，疲労，吐き気等中枢神経系に影響を与えることがあるが，発がん性の指摘はない．

キシレンは，無色でベンゼン様の芳香をもち，常温では可燃性の液体で，揮発性は高いが，空気より重い．接着剤や塗料の溶剤及び希釈剤等として，通常は他の溶剤と混合して用いられる．キシレンの市販品は，通常混合キシレンとして販売され，エチルベンゼンも含まれている．トルエンと同様，ガソリンのアンチノッキング剤として添加され，ガソリン臭の原因物質である．室内空気汚染の主な原因として推定されるのは，内装材等の施工用接着剤，塗料等からの放散である．建材だけでなく，これらを使用した家具類も同様である．健康影響ではトルエンと同様で，発がん性の指摘はない．

パラジクロロベンゼンは，通常，無色または白色の結晶で特有の刺激臭を有し，常温で昇華する．空気より重いため，蒸気は低部に滞留する性質がある．家庭内では衣類の防虫剤やトイレの消臭・芳香剤等として使用されている．健康影響では，15～30ppm で臭気を感じ，80～160ppm では大部分のヒトが目や鼻に痛みを感じる．

エチルベンゼンは，無色で特有の芳香をもち，常温では可燃性の液体である．揮発性は高いが空気より重いため，低部に滞留する性質があると考えられる．エチルベンゼンは，接着剤や塗料の溶剤および希釈剤等として，また燃料油に混和して，通常は他の溶剤と混合して用いられる．したがって，室内空気汚染の主な原因として推定されるのは，合板や内装材等の接着剤，塗料等からの放散であり，建材だけでなくこれらを使用した家具類も同様である．

スチレンは，無色ないし黄色を帯びた特徴的な臭気（都市ガスのような臭い）を有し，常温では油状の液体である．揮発性は高いが，空気より重いため，高濃度の蒸気は低部に滞留する性質があると考えられる．スチレンは，ポリスチレン樹脂等の合成樹脂の原料として用いられていることから，断熱材等これらの樹脂を使用しているものに未反応のモノマーが残留していた場合には，室内空気中に揮散する可能性がある．

基　準	トルエン：260 μg/m³ 以下であること キシレン：870 μg/m³ 以下であること パラジクロロベンゼン：240 μg/m³ 以下であること エチルベンゼン：3800 μg/m³ 以下であること スチレン：220 μg/m³ 以下であること

〔検査回数および検査場所〕

① 検査回数
毎学年1回教室等内の温度が高い時期に定期に行う[1)2)3)]．

② 検査場所
検査は，普通教室，音楽室，図工室，コンピュータ室，体育館等必要と認める教室等において行う．また，それぞれの教室等の種別に応じ，日照が多い教室等，発生源の予想される教室等や刺激臭や不快な臭いがする場所等を測定の対象とし，化学物質の濃度が相対的に高いと見込まれる場所において，少なくとも1カ所以上を選定する．具体的には，全体の平均的な値が得られる中央付近が適当と考えられる．体育館等では部屋の中央付近，高さ120〜150 cmの位置で行う．体育館等の使用時は，使用状況にあわせて少なくとも壁から1 m以上離れた場所，2カ所以上で採取する．

注釈

1) トルエンについては，毎学年1回定期に行うが，どの時期が適切かは地域の特性を考慮したうえ，学校で計画立案し，実施する．キシレン，パラジクロロベンゼン，エチルベンゼン，スチレンについては，使用が疑われる場合に毎学年1回定期に行う．

2) 「学校における室内空気中化学物質に関する実態調査」によれば，キシレンおよびエチルベンゼンについては基準値を下回ったこと，パラジクロロベンゼンは防虫剤や消臭剤等の使用およびスチレンはスチレン系の接着剤の使用がなければその濃度は著しく低かったことから，その状況によって検査を省略することができる．このような状況から，検査を行う際には，使用状況等を調査したうえで検査を実施するかどうかについて判断することが望ましい．

3) 児童生徒等がいない教室等において，30分以上換気の後5時間以上密閉してから採取し，ガスクロマトグラフィー/質量分析（GC/MS）法により測定した場合に限り，その結果が基準値の1/2以下の場合には，以後教室等の環境に変化が認められない限り，次回からの検査を省略することができる．

〔検査方法〕

① 検査時の事前措置
教室の濃度を外気濃度と同じ程度にするため，教室等の窓，戸，戸棚等を開けて30分以上換気する．その後，開放したところを閉め，そのまま5時間以上放置する．

② 検体の採取法
空気の採取は，授業を行う時間帯に机上の高さで行う．採取は，原則として，児童生徒等がいない教室等において窓等を閉めた状態で行う[4)]．

③ 分析測定
固相吸着/加熱脱着法，固相吸着/溶媒抽出法，容器採取法の3種の方法のいずれかを用いて採取し，GC/MS法によって行う[5)]．

空気を吸着管に吸着させる方法には，以下の方法がある．（詳しくは（8）ホルムアルデヒドの項目p.37参照）

吸引方式（アクティブ法）：精密ポンプを用いて，吸着管に試料の空気を一定量採取する方法．検体の採取時間は30分間とし，2回採取して平均値を測定値とする．

拡散方式（パッシブ法）：細いチューブに吸着剤を充てんし，試料空気の拡散を利用してポンプなしで受動的に採取する方法．検体の採取時間は，始業から終業を目安に8時間以上で1回採取する．

注釈

4) 通常の授業が行われている環境条件の教室等で採取を行う場合は，基準の備考に示されている「次回からの検査を省略することができる」の適用から外れることとなる．

5) 吸引方式（アクティブ法）では最も感度の高い加熱脱着法が用いられ，拡散方式（パッシブ法）では加熱脱着法より溶媒抽出法（二硫化炭素）が用いられている．吸引方式を用いる際には，午前と午後にそれぞれ1回以上の測定を行い，最も高い値を測定値とする．なお，トルエン，キシレンを分析する際には，ガスクロマトグラフ（GC）法でも分析できるが，室内では多種類の揮発性有機化合物が存在するので，GC/MS法による分析が，より望ましい．

1. 固相吸着/加熱脱着法-GC/MS法

吸着剤を充てんした捕集管に試料空気を通気して，揮発性有機化合物を捕集したのちに，捕集管を加熱して，脱着した測定対象物質をGC/MSで分析する方法である．

● 試料の採取

図1-24に示すように，捕集管，マスフローコントローラー（流量調整装置），ポンプおよびガスメーター（流量測定装置）で構成される試料採取装置を用いる．各装置の配管にはフッ素樹脂製のものを使用する．また，湿度が高い場合は，過塩素酸マグネシウム 約15 gを充てんした除湿管を捕集管の前段に接続して採取を行う．

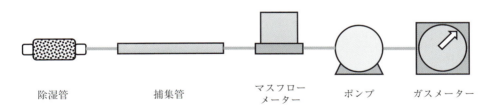

図1-24　試料採取装置の構成（固相吸着/加熱脱着法）

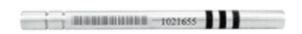

図1-25　ステンレス鋼製捕集管の外観

捕集管（図1-25）は，ステンレス鋼製またはガラス製の管に，2,6-ジフェニル-p-フェニレンオキシド樹脂（Tenax TA），炭素系吸着剤（グラファイトカーボンブラック；Carbopack/

Carbotrap等），純活性炭（カーボンモレキュラーシーブ；Carboxen等）などの吸着剤200〜1000 mgを充てんしたもので，外径6.4 mm，内径5 mm，長さ89 mmのものが多くの市販の加熱脱着装置で用いられている．ガラス製の捕集管を用いて空気を採取するときは，捕集管をアルミ箔などで遮光する必要がある．

表1-7に，主な吸着剤の特徴を示した．

表1-7　主な吸着剤の特徴

吸着剤	分析できる揮発性の範囲	最高使用温度	分析対象成分の例
Tenax TA	沸点100〜400℃ $n-C_6 \sim n-C_{26}$	350℃	芳香族，無極性化合物（沸点>100℃），揮発性の低い極性化合物（沸点>150℃）
Tenax GR	沸点100〜450℃ $n-C_7 \sim n-C_{30}$	350℃	アルキルベンゼン，気相の多環芳香族炭化水素，ポリ塩化ビフェニル，上記 Tenax TA と同じ
Carbopack C/ Carbotrap C	$n-C_8 \sim n-C_{20}$	>400℃	$n-C_8$から$n-C_{16}$の揮発性の範囲のアルキルベンゼン，脂肪族化合物
Carbosieve SIII Carboxen 1000	沸点 −60〜80℃	400℃	C_3，C_4炭化水素，揮発性ハロホルムおよびフレオンなどの高揮発性化合物

文献：JAS A 1966：2015 付属書D

安全試料採取量（SSV，Safe Sampling Volume）を超えない範囲で，10〜200 mL/minの流速で30分間，採取量として1〜5 Lの空気を採取する．SSVは使用する捕集管の最大試料採取量であり，破過容量70％または保持容量の50％に等しい採取空気の体積として表される（JIS A 1966：2015）．なお，破過が問題となる場合には，2本の捕集管をPTFE製継手（ユニオン）を用いて直列に接続して採取してもよい．

表1-8に，吸着剤としてTenax TA（200 mg）を用いた場合の保持容量，SSVおよび脱着温度を示した．

試料を採取した捕集管は，両端を密栓して活性炭を入れた保存容器で保存する．

表1-8　Tenax TA吸着剤（200 mg，20℃）の推定保持容量およびSSV

化合物	保持容量（L）	SSV（L）	脱着温度（℃）
トルエン	76	38	140
キシレン	600	300	140
エチルベンゼン	360	180	145
スチレン	600	300	160

文献：JAS A 1965：2015 付属書B

● GC/MSによる定量

試料を採取した捕集管に10〜30 mL/minの流速で高純度窒素ガス等を流しながら，トルエン-d8内標準ガス（0.1 μg/mL）をガスタイトシリンジで注入して，もしくはトルエン-d8内標準溶液（100 μg/mL）をマイクロシリンジで注入して捕集管に吸着させる．

内標準を添加した捕集管を加熱脱着装置に装着し，脱着処置を開始する．30〜50 mL/min

の流速で，不活性ガスを通しながら捕集管を250〜325℃に加熱し，脱着した測定対象成分を二次冷却トラップに通して再捕集する．次いで，二次冷却トラップを急速に加熱し，気化した成分の一部をGCカラムに導入する．加熱脱着装置の構成を図1-26に示す．

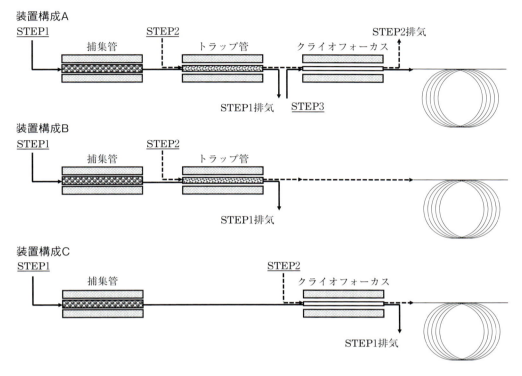

		捕集管	トラップ管	クライオフォーカス
装置構成A	Step 1	加熱	室温または冷却	
	Step 2		加熱	冷却
	Step 3			急速加熱
装置構成B	Step 1	加熱	室温または冷却	
	Step 2		急速加熱	
装置構成C	Step 1	加熱		室温または冷却
	Step 2			急速加熱

図1-26　加熱脱着装置の例

GC/MSの分析条件の一例を以下に示す．
　　カラム　　　　　：内径0.25〜0.32 mm，長さ25〜60 mの溶融シリカ製カラム
　　　　　　　　　　　内面にメチルシリコンまたは5％フェニルメチルシリコンを0.5〜1.5 μmの膜厚で被覆したもの
　　カラム温度　　　：40℃（1分間保持）−（10℃/min）− 200℃
　　注入口温度　　　：200℃
　　試料注入法　　　：スプリット（スプリット比1：20〜1：100）

インターフェース温度：220℃
イオン源温度　　　：200℃

●SIM測定の場合

1) 各測定対象物質の測定用質量数（表1-9）を設定する．
2) トラップ管を短時間で昇温し，脱着する測定対象物質をGC/MSに導入する．
3) 各測定対象物質の定量用質量数および確認用質量数によるクロマトグラムを記録し，両者の強度比を求める．
4) クロマトグラム上の各測定対象物質の定量用質量数および内標準物質のピーク面積またはピーク高さを求め，そのピーク面積またはピーク高さの比から，あらかじめ作成した検量線を用いて試料中の各測定対象物質の重量を求める．

表1-9　GC/MS法の測定質量数

測定対象物質	測定質量数（m/z）
トルエン	91，92
キシレン	91，106
エチルベンゼン	91，106
スチレン	77，104
パラジクロロベンゼン	146，148，111
トルエン-d8	99，100

●Scan測定の場合

1) 測定用パラメータを設定する．
2) トラップ管を短時間に昇温し，脱着する測定対象物質をGC/MSに導入する．
3) 設定した条件で（m/z）= 10〜300程度を0.5〜1秒で繰り返しScan測定し，結果を記録する．
4) 取り込んだデータから各測定対象物質の定量用質量数および内標準物質について，マスクロマトグラムを作成する．
5) 検出された各測定対象物質の定量用質量数と内標準物質のピーク面積またはピーク高さを求め，そのピーク面積またはピーク高さの比から，あらかじめ作成した検量線を用いて，試料中の各測定対象物質の重量を求める．

　MSを用いて定量を行う場合は，一連の試料ごとに少なくとも3種類，可能な場合は5種類または7種類の濃度の検量線用混合標準溶液を分析して，検量線を作成する．

2．固相吸着/溶媒抽出法-GC/MS法

　カーボンモレキュラーシーブなどの吸着剤を充てんした捕集管に，空気試料を通気して，測

定対象物質を捕集したのちに，適切な溶媒で抽出してGC/MSで分析する方法である．

● 試料の採取

図1-27に示した試料採取装置を用いて，1 L/min程度の流量で30分間採取する．捕集管（図1-28）は試料採取時にアルミ箔などで遮光する必要がある．また，湿度が高い場合は，過塩素酸マグネシウム 約15 gを充てんした除湿管を，捕集管の前段に接続して採取を行う．

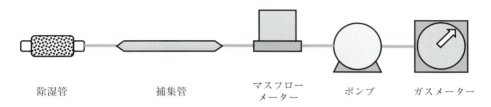

図1-27　試料採取装置の構成（固相吸着/溶媒抽出法）

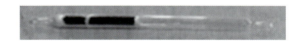

図1-28　ガラス製捕集管の外観

濃縮した測定対象物質は溶媒抽出時に希釈されるため，試料採取量を多くする必要がある．したがって，固相吸着/溶媒抽出法では保持能力の大きい吸着剤を用いなければならない．
主な吸着剤の例を表1-10に示す．

表1-10　固相吸着/溶媒抽出法に用いられる吸着剤

吸着剤名	吸着剤の種類
Charcoal	やし殻活性炭
Charcoal	石油系活性炭
Carbotrap	グラファイトカーボン
Carbosieve S-III	カーボンモレキュラーシーブ
Carboxen 569	カーボンモレキュラーシーブ
Anasorb CMS	カーボンモレキュラーシーブ

JIS A 1968：2015 付属書3

表1-11に，Carbotrap吸着剤の推定保持容量およびSSVの一例を示した．
試料を採取した捕集管は，両端を密栓して活性炭を入れた保存容器で保存する．

表1-11 Carbotrap吸着剤（525 mg, 20℃）の推定保持容量およびSSV

化合物	保持容量（L）	SSV（L）
トルエン	680	340
キシレン	4.5×10^4	2.2×10^4
エチルベンゼン	2.1×10^4	1.1×10^4
p-ジクロロベンゼン	540	270

文献：JAS A 1965：2015

●GC/MSによる定量

捕集管から吸着剤を抽出瓶（スクリューキャップバイアル）に取り出し，二硫化炭素1 mLを加えて栓をし，泡が出なくなるまで時々振り混ぜたのちに，トルエン-d8内標準溶液（100 μg/mL）を1 μL加えたものを試験液とする．

内標準を添加した試験液の1 μL程度をマイクロシリンジでGC/MSに注入して測定する．GC/MSの分析条件の例を以下に示す．m-キシレンとp-キシレンが分離しない場合があるが，定量には差し支えない．

カラム	：内径0.25〜0.32 mm，長さ25〜60 mの溶融シリカ製カラム 内面にメチルシリコンまたは5％フェニルメチルシリコンを0.5〜1.5 μmの膜厚で被覆したもの
カラム温度	：40℃（1分間保持）-（10℃/min）- 200℃
注入口温度	：200℃
試料注入法	：スプリット（スプリット比1：20〜1：100）
インターフェース温度	：220℃
イオン源温度	：200℃

固相吸着/加熱脱着法の場合と同様に，SIM測定またはScan測定で定量を行う．

3. 容器採取法-GC/MS法

真空にしたステンレス製の容器（キャニスター）に試料空気を一定流速で採取後，その一定量を濃縮し，ガスクロマトグラフ/質量分析計やガスクロマトグラフなどで分析する方法で，揮発性有機化合物の測定に用いることができる[1]．

●試料の採取

〔装置および器具〕

① **キャニスター**：内面を不活性化処理したステンレス容器で，内容積が3〜15 L程度のもので，漏れがなく，300 kPa程度の加圧および大気圧下で，13 Pa以下の減圧に耐えることができるもの．容器の例を図1-29に示す[2]．

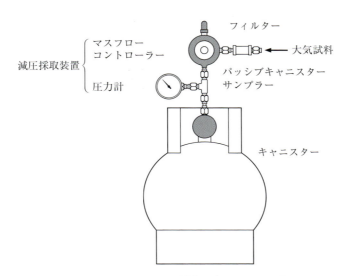

図1-29　ステンレス製容器（キャニスター）

② **試料採取装置**：真空にしたキャニスターに試料空気を一定流量で採取するための装置で，大気圧以下で採取を終了する減圧採取法の装置と，加圧ポンプを用いて200 kPa程度まで採取する加圧採取法の装置がある．
減圧採取法装置[3]：フィルター[4]，マスフローコントローラー[5]，バルブ[6]，圧力計[7]，キャニスターから構成される．装置の構成例を図1-30に示す．
加圧採取法装置[8]：フィルター[4]，ポンプ[9]，マスフローコントローラー[5]，バルブ[6]，圧力計[7]，キャニスターから構成される．装置の構成例を図1-31に示す．

〔試験操作〕
① **減圧採取法**：あらかじめ洗浄し真空にしたキャニスター[10]の先端部の密栓を外し，試料採取装置に接続する．キャニスターのバルブを開いて，あらかじめ設定した流量で試料空気の採取を開始する．採取終了後，キャニスターの先端部に密栓をする．試料採取開始時および終了時のキャニスター内の圧力を記録しておく．試料を保存する場合は，試料の採取終了後，速やかにゼロガスで200 kPa程度まで加圧する．試料加圧前の圧力と加圧後の圧力から加圧による希釈率を算出し記録しておく．
② **加圧採取法**：あらかじめ洗浄し真空にしたキャニスターの先端部の密栓を外し，試料採取装置に接続する．採取装置のポンプを稼働させながら，キャニスターのバルブを開いて，あらかじめ設定した流量で試料空気の採取を開始する．採取終了後，キャニスターの先端部に密栓をする．試料採取開始時および終了時のキャニスター内の圧力を記録しておく．

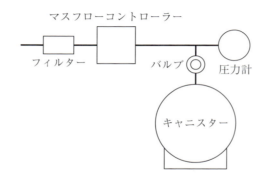

図1-30　減圧採取法装置

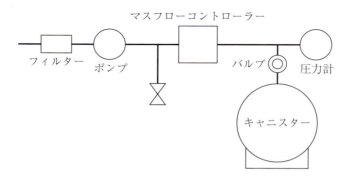

図1-31　加圧採取法装置

> **注釈**

1) 米国EPA（Environmental Protection Agency）の大気清浄法（Clean Air Act. 1990年）の有害大気汚染物質189物質のうち，有機物質のTO-14に採用されている方法で，有機ハロゲン化合物や芳香族炭化水素など40物質の分析に使用されている．
2) 容器内面の不活性処理としてSUMMA処理（クロム・ニッケルの酸化皮膜を形成させる処理）およびsilicosteel処理（溶融シリカの薄膜を形成する処理）を施したものが市販されている．
3) あらかじめ真空に排気したキャニスターにマスフローコントローラーを取り付け，一定流量で試料空気を採取する方法で，試料空気採取用のポンプが不要である．したがって，電源設備のない場所での試料空気の採取ができる．
4) ステンレス製でmeshサイズが7 μm以下のもの．通常2 μm程度のものが用いられる．
5) 流量を2〜50 L/minの範囲で制御できるもの．マスフローコントローラーの性能は，設定流量に対して±10 %以内で制御できるものを用いることが必要である．減圧採取用のマスフローコントローラーは，試料大気の採取流量を一定に制御できる圧力が一般に80 kPa（大気圧の80 %）程度である．したがって，採取終了時の圧力が，この範囲内に入るように調整する必要がある．6 Lのキャニスターを用い24時間試料空気を採取する場合の採取流量は，3.3 mL/minとなる．

6) 全閉時の漏れがなく，構造はメタルベローズまたはメタルダイヤフラム型で，接ガス部の材質はステンレスまたは酸化皮膜処理をしたアルミニウムが望ましい．

7) ステンレス製で漏れがなく，－100～300 kPa程度の圧力範囲が表示できるもの．

8) あらかじめ真空に排気したキャニスターにポンプとマスフローコントローラーを用いて一定流量で，200 kPa程度まで加圧採取することができる．電源設備が必要となる．6 Lのキャニスターを用い24時間試料空気を200 kPa程度まで加圧採取する場合の採取流量は，8.3 mL/min となる．

9) 構造はメタルベローズまたはメタルダイヤフラム型で，接ガス部の材質はステンレスまたは酸化皮膜処理をしたアルミニウムが望ましい．

10) キャニスターの洗浄は，キャニスターを約100℃に加熱しながら真空排気し，その後，加湿した高純度N_2ガスまたは精製空気を大気圧まで導入する．この操作を3～4回繰り返す．

●GC/MSによる定量

容器法により採取した試料空気をGC/MSに導入し分析する方法として，サーマルデソープション・コールドトラップ法（TCT法），あるいはクライオフォーカス法がある．この方法は，容器法により採気した試料空気の一定量を試料濃縮装置の濃縮管に導入し，冷却濃縮する．次いで，濃縮管を加熱し濃縮管から目的成分を加熱脱着させ，キャピラリーカラムへ導入する方法である．

〔装置および器具〕

① **試料濃縮装置**：図1-32に示すような流路構成の装置が市販されている．通常，濃縮管と，濃縮管から加熱脱着された目的成分を再濃縮するためのトラップ管が設置されており，濃縮管からの試料の加熱脱着時には，トラップ管を冷却し目的成分を冷却，濃縮する．次い

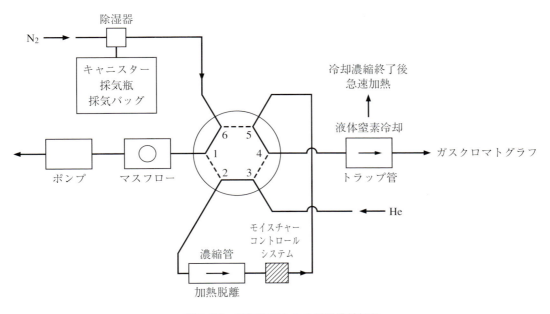

図1-32 採気容器からの試料濃縮操作

で，トラップ管を急速に加熱することで目的成分を気化させ，キャピラリーカラムに導入するようになっている．

〔試験操作〕
① **試料の濃縮**：採気容器を試料濃縮装置に接続し，バルブを6-5，4-3，2-1と接続し，容器中の試料空気を一定量ポンプで吸引して冷却した濃縮管に通じ目的成分を濃縮する．このとき一定量の内標準ガスを濃縮管に導入し濃縮する．
② **キャピラリーカラムへの導入**：バルブを2-3，4-5，6-1と切り換え，濃縮管を液体窒素で冷却したトラップ管と接続する．①の濃縮管に不活性ガスを通気しながら濃縮管をヒーターで加熱し，濃縮管内の目的成分を追い出し，トラップ管に再濃縮する．次に，トラップ管を急速加熱し目的成分を気化させ，キャピラリーカラムに導入する．

【拡散方式（パッシブ法）】
　拡散方式（パッシブ法）は，ポンプやガス流量計が不要で，サンプラーを一定時間所定の位置に設置するだけで空気を捕集することができる．本法は，シックハウス症候群の原因物質といわれているVOCs，ホルムアルデヒドなどの室内空気汚染物質の室内濃度を同時に多数のポイントで測定できるという利点がある．また，電源が不要であるため，屋外の調査にも利用されている．
　サンプラーは，ガスが流入する拡散膜部と，ガス成分が捕捉される捕集エレメント部から構成されている．揮発性有機化合物VOCs成分の吸着剤としては，加熱脱着法にも溶媒抽出法にも適しているカーボンモレキュラーシーブ系吸着剤や，活性炭ディスクが用いられる．拡散膜には種々の材質のものが用いられ，サンプラーの構造もチューブ式とバッジ式に大別される．ガス流入口には多孔板や多孔質フィルムが用いられ，ガスの流入面と捕集剤の間には分子拡散のための静止空間が設けられている．図1-33に，円筒チューブ型拡散方式サンプラーの構造模式図を示す．

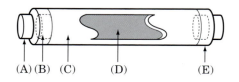

図1-33　円筒チューブ型拡散方式サンプラーの模式図
A：PTFE栓　B：ウレタンフォーム　C：拡散膜
D：吸着剤（活性炭）　E：アルミニウムリング

　本法の原理は，「分子拡散によって移動する分子の量は，その濃度勾配に比例する」というFickの拡散第一則に従っている．すなわち，拡散膜部を通過したガス状物質は静止空間内で均一になり平衡状態に達するが，吸着捕集剤に近い部分で，ガス成分が吸着され濃度が減少して非平衡状態となり，サンプラー内と外気との間に濃度差により，分子の拡散現象が生じる．単位時間当たりの分子拡散移動量が，ガス濃度に依存するため，吸着捕集量を求めることにより，ガス濃度を算出できる．この拡散速度は，ガス状物質固有の定数であるが，分子

の移動に影響する多孔体のガス通過抵抗値，ガス吸着表面積，静止空間の距離，ガス温度などで変動するため，各サンプラーで物質ごとに取り込み速度を求める必要がある．

市販のパッシブサンプラーには，対象物質ごとに取り込み速度（uptake rate）や捕集速度（sampling rate）という表現で数値が記載された資料が添付されており，通常，簡易測定では，この数値を用いて濃度を算出することができる．

取り込み速度の数値の妥当性を確認する必要がある場合には，ポンプを用いた吸引方式（アクティブ法）と拡散方式（パッシブ法）の両方法で，同時にサンプリングを行い，両方法の数値を比較する．

取り込み速度は，温度，湿度，気流などの影響を受けるが，特に温度の影響が大きいため，測定期間中の温度を同時に計測する必要がある．

〔試験操作〕

外気を遮断するための密封容器よりサンプラーを取り出し，所定の場所にセットする．一定時間後にサンプラーを回収し，密封容器に入れ，試験室に持ち帰り分析する．

ガス状物質の濃度は，次式から求められる．

$$C = \frac{W}{K \times t}$$

C：空気中のガス状物質濃度（ppb）
W：ガス状物質の捕集量（μg）
K：取り込み速度〔μg/（ppb・h）〕
t：採取時間（h）

取り込み速度は，温度，湿度，気流などの影響を受けるが，特に温度の影響が大きいため，測定期間中の温度を同時に計測する必要がある．

4. 検知管法

同等以上の方法の例として，トルエンについては，検出限界が低濃度の検知管を用いて測定することができる．なお，検知管の読み取り値が，明確に基準値を下回ると判別できない場合は，固相吸着/溶媒抽出法，固相吸着/加熱脱着法，容器採取法の3種の方法のいずれかを用いて採取し，GC/MS法またはGC法によって行う．検知管の読み取り値の判別が技術的に難しいことから，明確に基準値を下回る場合とは基準値の1/2を目安とする．検知管を用いる際には2回測定を行い，平均値を測定値とする．

(10) ダニまたはダニアレルゲン

　項目の対象となるダニ類は，ダニ目，無気門亜目の属する室内塵生息性のチリダニ科である．特に，わが国においてはヒョウヒダニ属のコナヒョウヒダニ（*Dermatophagoides farinae*）と，ヤケヒョウヒダニ（*Dermatophagoides pteronyssinus*）の2種が主要な種である．

　ヒョウヒダニ属のダニは，皮膚（ふけ）を食べて生息しており，咬んだり刺したりしない．しかし，これらのダニ又はダニアレルゲンは，アレルギー疾患の発症や増悪を引き起こす要因であり，近年，アレルギー疾患を有する児童生徒等が増加しているとの指摘があることから，平成16年に学校における環境衛生検査の項目として年1回検査が実施されることとなった．また，$1m^2$当たりのダニが100匹以下になると，ぜん息の発作が軽減したという報告などから，次に示す基準値が設定されている．

基　　準	100匹/m^2以下又はこれと同等のアレルゲン量以下であること

　ダニ100匹と同等のアレルゲン量とは，ダニ虫体由来アレルゲンであるDer 2（コナヒョウヒダニ由来のDer f2とヤケヒョウヒダニ由来のDer p2）量で$10\mu g$となることから，ダニアレルゲンとしての基準値は$10\mu g/m^2$以下となる．

[検査回数および検査場所]

　ダニは適度な温度と湿度が保持されやすい場所において生息・繁殖しやすいことから，保健室の寝具やカーペット敷きの教室等において検査を行うこととされている．

　また，検査回数は毎学年1回とされ，教室等内の温度および湿度が高い時期に定期的に行う．

[検査方法]

　内部に細塵捕集用フィルターを装着した電気掃除機で，$1m^2$の範囲を1分間吸引し，室内塵を捕集する．

1. 匹数法

　捕集した室内じんを，飽和食塩水やエーテル等の有機溶媒を用いて，ダニとその他のものを比重差によって分離する（浮遊法）．分離後，ダニ数を顕微鏡下で計数する．

2. 酵素免疫測定法（ELISA法）

　浮遊法等により分離したダニを用いて，酵素免疫測定法によりアレルゲン量を測定する．

① プレート感作（一次抗体の固相化）
Der 2特異的モノクローナル抗体を0.2％アジ化ナトリウム含有リン酸緩衝液で希釈し，マイクロプレート（以下，プレート）に添加後4℃で1晩保管

② ブロッキング
プレート内の液を捨て，1％牛血清アルブミンおよび0.2％アジ化ナトリウム含有リン酸緩衝液をプレート添加し，37℃で1時間保管

③ 洗浄
プレート内の液を捨て，0.05％Tween20含有リン酸緩衝液で3回洗浄

④ 抗原抗体反応
分離した試料および検量線作成のためのコナヒョウヒダニ標準抗原を1％牛血清アルブミンおよび0.05％Tween 20含有リン酸緩衝液で希釈し，プレートに添加後37℃で1時間保管

⑤ 洗浄（③と同じ）

⑥ 二次抗体と抗原の反応
西洋ワサビペルオキシダーゼ抗Der f2特異的モノクローナル抗体を0.2％アジ化ナトリウム含有リン酸緩衝液で希釈し，プレートに添加後37℃で1時間保管

⑦ 洗浄（③と同じ）

⑧ 酵素基質反応
2.0 mg/mLオルトフェニレンジアミン含有リン酸緩衝液に溶液の1/1000量の過酸化水素水を加え，プレートに添加し，37℃で5分間保管

⑨ 反応停止
2.0 mol硫酸を添加し，反応を停止する．

⑩ 吸光度測定およびアレルゲン量の算出
490 nmで吸光度を測定する．検量線から各試料の抗原量を算出する．

3. 免疫クロマト法および遊離グアニン定量法

　匹数法および酵素免疫測定法は，顕微鏡や吸光度計等の機器が必要であり，専門的な知識や技術が必要であることから，学校現場では下記の免疫クロマト法や遊離グアニン定量法を用いた簡易測定キットが活用されている．

　免疫クロマト法は，酵素免疫法に準じた方法であり，Der 2に対する特異抗体を用いた簡易測定キット（「マイティーチェッカー®」および「ダニスキャン®」）がある．

　以下に「マイティーチェッカー®」の使用方法および免疫クロマト法の原理について解説する．

① 集塵および抗原の抽出
細じん捕集用フィルターの集じんを専用バック内で10 mLのリン酸緩衝液（pH 7.2）に浸し，1分間手で揉みアレルゲンを抽出する．

②，③ 免疫クロマト法
抽出液に検査用スティックをDIPラインまで浸漬する．3秒後に検査スティックを抽出液から出し，水平な場所に置き，抽出液を展開する．

④ 判定
展開開始10分後に，検査用スティックの判定箇所の発色の濃さにより判定する（表1-12）．

表1-12 マイティーチェッカーの判定とダニアレルゲンレベルの対応

判定	ダニアレルゲンレベル
＋＋	$>35\mu g\,(>350匹/m^2)$
＋	$10\mu g\,(150匹/m^2)$
＋－	$5\mu g\,(50匹/m^2)$
－	$<1\mu g\,(<10匹/m^2)$

<免疫クロマト法の原理(図1-34)>
● 上記②の検査用スティックは,テストラインとコントロールラインに分かれており,テストラインには金コロイドで標識されたDer 2特異抗体(A),またコントロールラインにはDer 2の別部位を認識する特異抗体(B)が存在する.
● リン酸緩衝液に抽出された抗原(Der 2)は,毛細管現象により展開しテストラインで抗体Aと結合する.また,抗原への結合の有無にかかわらず抗体Aは展開し,テストラインに到達する.
● 抗体Bは,テストラインに固定されており,抗原と結合している抗体Aのみがテストラインに留まる.留まった抗体Aの金コロイドが,プラズモン効果により赤色に見える.

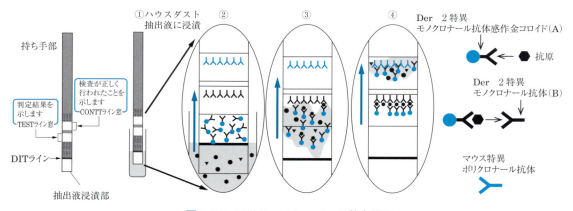

図1-34 マイティーチェッカーの基本原理
(日本学校薬剤師会編:新訂「学校環境衛生基準」解説,薬事日報社,2010,p.47より引用)

　また,ダニ類の糞中に含まれる遊離グアニン量を測定し,ダニ数を見積もる簡易測定キット(「アカレックステスト」)もある.
　ダニの生息を完全に防ぐことは難しいが,夏場であっても湿度を低くするなど,ダニが増えにくい環境を整えることが大切である.しかし,学校においては,湿度の調節が困難である場合も多く,その場合には寝具やカーペットなどの掃除に際しては電気掃除機を使用し,可能なかぎり頻繁に丁寧に行い,シーツや枕カバーなどの洗濯も有効である.

2 採光および照明

(1) 照度

　照度とは，光に照らされた面の単位面積当たりの光束（国際単位系＝SI単位はルーメン lm）を測定し，その面の光で照らされる度合，すなわち入射光密度が照度（SI単位はルクス lx）である．水平な面の受ける照度を水平面照度といい，一般に照度という場合には，この水平面照度をさすことが多い．

　学校環境衛生基準の照度測定では，定期検査および臨時検査の際には照度計を用いるが，日常点検では主に視覚による官能法が用いられる．

基　準	教室及びそれに準ずる場所の照度の下限値は，300 lx（ルクス）とする．また，教室及び黒板の照度は，500 lx以上であることが望ましい．
	教室及び黒板のそれぞれの最大照度と最小照度の比は，20：1を超えないこと．また，10：1を超えないことが望ましい．
	コンピュータを使用する教室等の机上の照度は500～1000 lx程度が望ましい．
	テレビやコンピュータ等の画面の垂直面照度は，100～500 lx程度が望ましい．
	その他の場所における照度は，工業標準化法（昭和24年法律第185号）に基づく日本工業規格（以下「日本工業規格」という）Z 9110に規定する学校施設の人工照明の基準に適合すること．

〔検査法〕

① 検査回数

　検査は毎学年2回定期に行うが，時期については地域特性を考慮し学校側と協議のうえ，学校保健計画に組み入れる．気候要因としては日光入射角の高低，日照時間の長短や晴雨等の天候の影響や樹木，建築物等による影響なども考慮して検査教室を決める．

② 検査場所

　検査場所については，学校の授業中等に各階1以上の教室等を選び検査を実施する．

　教室での測定位置は，図1-35に示す9カ所に最も近い児童生徒の机上，教室以外では床上

75 cmを原則とするが，授業の実態に合わせて測定することが重要である．幼稚園や認定こども園，小学校の低学年等の授業や，オープンスペースでの活動等では，直接床面に座って床や膝の上での手作業が考えられるので，実際の作業面での測定が必要となる．この場合には照度計の受光面に影が当たらないような注意が必要である．

　黒板の照度は図1-35に示す9カ所の垂直面，照度を測定する．

　測定時，受光面に直射日光が当たるような場合には，カーテンまたはブラインド等で遮蔽

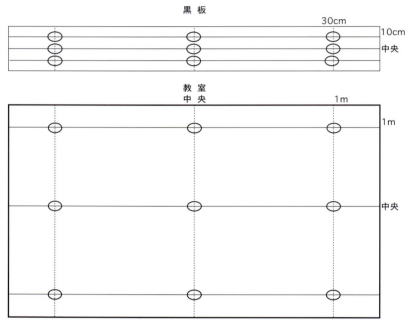

図1-35　照度測定箇所

したときの照度も記録しておくことが望ましい．

③ 検査方法

　照度の測定は，日本工業規格 C 1609-1 に規定する照度計の規格（表1-13）に適合する照度計を用いて行う．

表1-13　照度計の規格（JIS C 1609-1：2006）

階　級	性　　能	直線性（単位％）
一般型精密級照度計	精密測光，光学実験などの研究室レベルで要求される高精度の照度測定に用いる．	表示値の±1
一般型AA級照度計	基準・既定の適合性評価などにおける，照度値の信頼性が要求される照度の場での照度測定に用いる．	表示値の±2
一般型A級照度計	実用的な照度値が要求される照度測定に用いる．	表示値の±3
特殊型照度計	測定システムの一部であるような照度測定器（測光器），LEDなどの特殊光源を測定する照度測定器，特定の性能項目に特化され，一般照度計とは区別される照度測定器	

JIS C 1609-1：2006　照度計　第一部：一般計量器より

［装　置］

光電池照度計：光電池，照度指示部，感度切り替えスイッチなどからなる．日本工業規格の照度計は，性能によって4階級に分類されている．学校環境衛生検査で使用する照度計は一般型A級（図1-36）の使用が一般的である．

　照度計は光に照らされた面の単位面積当たりの光束を測定し，その面の照度を表示する計器．光束は，光によって単位時間に運ばれるエネルギーを表す量であるが，人間の目が感じる明るさに比例した量とするために，光の波長（色）によって値の異なる特定の重み因子を乗じることとされている．照度計の原理は，光のエネルギーによって固体中の電子が励起される現象，すなわち光電効果，光起電力効果，光伝導などを利用し，光のエネルギーを電気信号に変換して計算処理・表示するもので，目的，用途に応じていろいろな形式があり，照明設備の検査などに用いられる．

　照度指示部に，ルクスを直接目盛った電流計を持つアナログ型（指針型）のもの，液晶表示を持つデジタル型のものがある．

　なお，光電池は長く使用していると疲れの現象が現れるので，時々検定する必要がある．

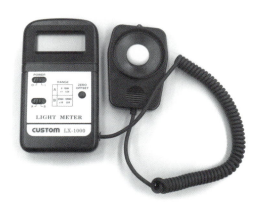

図1-36　照度計（一般型A級）の一例

照度計の目盛りの校正：照度計の目盛りの校正は，メーカーに依頼するか，あるいは新品を購入してチェックする方法によって行う．

　シリコンフォトダイオードタイプの照度計の受光部は半永久的であるが，汚れが付着したりカビが発生することもあるので，2年に1回程度は校正する．

　光電池タイプの照度計は，受光部の寿命が劣化により1〜2年と短いため，1年に1回は校正し，必要があれば受光部を新品と交換する．

［試験操作］

　照度計を水平に置き，まずゼロ点調整を行う．次に光電池を測定する光に数分間当てた後，照度指示部の示度を読む．もし，その読みが小さいときは，感度切り替えスイッチを高感度側に切り替えて示度を読む．

　照度測定の際，白衣は反射により照度が実際より高くなるため，黒っぽい服を着用し，腕

を伸ばして身体と照度計の受光部とをできるだけ離すようにして，身体の影や服からの反射光の影響を防ぐ．また，直射日光のような高照度を受光部に当てないよう注意する．針が振り切れるなど計器に異常をきたす恐れがある．

[事後措置]

照　度：照度が不足する場合は，照明器具の清掃を行い，清掃後も照度が不足する場合は高輝度タイプの蛍光管またはLED等へ交換するか増灯する．また，暗くなった光源や消えた光源は直ちに交換する．電球・蛍光管・LED等の老朽化のチェック等，教室の内外をよく観察する．

まぶしさ：まぶしさを起こす光源は，これを覆うか，または目に入らないような措置を講ずる．直射日光が入る窓は，カーテンやブラインド等の使用など，適切な方法によってこれを防ぐようにする．

[参考] 基準以上の水銀を使用した蛍光管について

　2020年12月31日以降「水銀による環境汚染の防止に関する法律」によって基準以上の水銀を使用した蛍光管については製造が原則として禁止され，「外国為替及び外国貿易法」によって輸入・輸出も原則として禁止される．

[参考] JIS照度基準

◆ 学　　校（屋内）

照度(Lx)	場　　所		作　　業
1500 1000 750 500 300	―	―	―
	教室, 実験実習室, 実習工場, 研究室, 図書閲覧室, 書庫, 事務室, 教職員室, 会議室, 保健室, 食堂, 厨房, 給食室, 放送室, 印刷室, 電話交換室, 守衛室, 屋内運動場	製図室, 被服教室, 電子計算室	○精密製図, ○精密実験, ○ミシン縫, ○キーパンチ, ○図書閲覧, ○精密工作, ○美術工芸作成, ○板書, 天びん台による計量
200 150 100 75	―	講堂, 集会室, 旧洋室, ロッカー室, 昇降口, 廊下, 階段, 洗面所, 便所, 公仕室, 宿直室, 渡り廊下	
50 30	倉庫, 車庫, 非常階段		

備考　視力や聴力の弱い児童・生徒が使用する教室, 実験室等の場合は2倍以上の照度とする.（視力の弱い児童・生徒の場合は, 主として他人の唇の動きを見て言葉を理解する助けとしている.）

◆ 学　　校（屋外）

照度(Lx)	場　　所	
150 100 75 50	―	
	バスケットコート, バレーコート, テニスコート, ○ソフトボールのバッテリー間, 水泳プール	徒手体操場, 器械体操場, 陸上競技場, サッカーグラウンド, ラグビーグラウンド, ハンドボールグラウンド, ソフトボールグラウンド
30 20 10	―	
5 2	構内通路（夜間使用）	

第2 飲料水等の水質に係る試験法

1 水 質

1 試料の採取および保存の基本事項

　試料の採取は，水質試験の第一歩であり，正確で信頼性の高い水質試験結果を得るうえで最も重要なことの一つであり，学校薬剤師自らが行うことが望ましい．一般に，採取した試料はその校舎全体の特定箇所を示すだけであり，その水質試験の結果は採取時のある地点の限られた一断面を示すにすぎない．試料の採取において重要な点は，その校舎全体の水質を反映する代表試料となるよう最も適切な箇所を選択することであり，次のような注意が必要である．
1) 試験の目的とする試料が正しく得られる場所で採取する．
2) 採取後試験に取りかかるまでの間に，外部からほかの物質が混入することや水質の変化を受けないよう，採取容器，採取方法，運搬，保存方法などに十分注意する．
3) 試料採取方法について試験方法で特に指定のある場合には，その規定に従って採取する．
4) 試料の採取量は，試験を行う項目，試験方法，成分濃度，基準値などによって変わってくるが，各試験に必要な量の約2倍量を採取することを原則とする．
5) 配水管の末端など，水が停滞しやすい場所を含め，給水栓から採水する．

1) 理化学的試験用試料

(1) 試料の容器

　採水瓶[1]は，容量約1～2Lの清浄な無色ねじ口硬質ガラス，またはポリエチレン製の瓶をよく洗って使用する．給水栓から試料を採取する場合は[2]，その前に給水管の容量に相当する以上の水を放流する．
① **ねじ口硬質ガラス瓶(1～2L)**：試料の変質が比較的少ないが，破損しやすいため，多量の試料の運搬には不便である．
② **ポリエチレン瓶(1～3L)**：破損しにくく軽便で耐薬品性に優れているために，多く用いられている．

(2) 採取方法

　洗浄した試料容器を試料水で2～3回共洗いし，満水になるように採取する．
　給水栓，井戸などから採取する場合は，管内に滞留している水を流し，水質が一定になったことを残留塩素や水温で確認したのち，採取する．
　なお，試料採取時には，採水瓶に整理番号を付すとともに，次の事項を記載したラベルを

貼付する．
　① 試料の名称
　② 採取年月日，時刻
　③ 気温，水温
　④ 採水者の氏名
また，その他現場で観察した事項，検査した事項などを記録する．
　① 前日および当日の天候
　② 外観
　③ 臭気
　④ 味（原水の場合は除く）
　⑤ pH値
　⑥ 残留塩素
　⑦ その他，必要事項

（3）試料の採水量

　試料の採水量は，試験を行う項目，試験方法，成分濃度，基準値などによって変わる．
　検水量は，各項目において必要な最大量を示している．各試験に必要な量の約2倍量を採取しておくとよいが，多項目を試験する場合には，試験溶液が共通していることもあるので，試料採取量を減らすことができる．

（4）試料の保存および運搬

　採取した試料は，残留塩素，水温などを現場で試験する．ほかの項目の試験も採取後，速やかに行うことを原則とするが，速やかにできない場合は，試験項目に定めた方法で保存のための処理を行ったのち破損しないように運搬する．
　試験室に持ち帰った試料は，微生物による分解，酸化などによる変化を避けるため，冷暗所（1～10℃）に保存する．

注釈

1) 理化学的試験用試料として精密な試験が求められる場合には，試料容器としては，その容器からの重金属の溶出を避けるために，最初に希釈した硝酸を入れて一夜放置する．次いで精製水で十分洗浄したのち，使用に供する．
　硬質ガラス瓶を使用した場合，アルミニウム，シリカ，ナトリウム，カリウム，ホウ素，アンチモン，ヒ素，亜鉛，鉛などが微量ではあるが溶出したり，試料中のフッ化物イオンなどと反応するおそれがあるので注意する必要がある．
　ポリエチレン瓶を使用した場合，製品によってはモリブデン，クロム，チタンなどが溶出したり，異臭味を生じることがある．また，重金属，リン酸イオン，有機物などを吸着することがある．さらに，通気性があるため，長期保存を行うと水が蒸発して濃縮されたり，透光性があるため，藻類などが長期保存中に繁殖しやすいなど，試験の目的によっては好ましくない場合もある．

2）一般的に水道水を調査するには，開栓後蛇口から数分間放水したのち採水するが，給水管からの鉄や鉛などの溶出の有無や，トリハロメタンの存在を知るのには，開栓直後の水を採水する．

2）細菌試験用試料

（1）試料の容器

① **採水瓶**[1]：原則として，容量約 120 mL 以上で洗浄，滅菌ができ，かつ試験終了まで汚染せずに保存できる良質の共栓ガラス瓶を用い，その栓と首部をアルミ箔または適当な紙で覆い，乾熱滅菌あるいは高圧蒸気滅菌を行う．滅菌した採水瓶を運搬するには容器に入れて外部からの汚染を防ぐようにする．残留塩素を含む試料を採取するときには，あらかじめ試料 100 mL 当たり，チオ硫酸ナトリウム（$Na_2S_2O_3$）粉末 0.02～0.05 g を入れて高圧蒸気滅菌した採水瓶を用いる．

（2）採取方法[2]

給水栓口および流出口などから採取するときは，あらかじめ栓口を火炎，その他，適当な方法で滅菌または消毒してから開栓し，給水管内の水を十分放流してから採取する．

（3）試料の保存および運搬

試料は，採取後ただちに試験に供することを原則とする．運搬を必要とする場合には，採水瓶は必ず冷却剤などを用いて保冷し，速やかに試験する．速やかに試験できない場合は，冷暗所に保存し，12時間以内に試験に供し，試料採取後の経過時間を成績に付記する．

注釈

1) 使用目的に合致した信頼できる滅菌済みの製品が市販されている場合，ガラス製，プラスチック製などの市販品を用いてもよい．$Na_2S_2O_3$ 粉末が入っている滅菌済みの製品もある．採水瓶の口部，栓の内側に手指，その他採水する試料以外のものが触れた場合は，その採水瓶は使用しない．

2) 試料を振りやすくするために，採水瓶の肩口くらいまでに試料の採取量をとどめる．残留塩素を含む試料を採取した時は，採取直後に十分振り混ぜ，添加してある $Na_2S_2O_3$ の濃度を均一にする．細菌試験用の採水では試料水による「共洗い」を行ってはならない．

学校環境衛生基準の大腸菌試験に要する試料の最少量は 100 mL であるから，一般細菌試験用と合わせて少なくとも 120 mL 以上を採取する．

2 各試験法

(1) 一般細菌

　水の一般細菌とは，標準寒天培地を用いて36±1℃，24±2時間培養したときに形成される細菌集落をいう．

　一般細菌は，水道水の水質基準項目であり，水中の従属栄養性の細菌のうち，標準寒天培地により36±1℃，24±2時間の一定条件下で培養したとき，集落（コロニー）を形成する好気性および通性嫌気性の細菌群を指すものであり，次に示す基準値が設定されている．したがって，ここで示す試験方法以外の培地や培養条件によって得られた集落計数値を，一般細菌数とは呼ばない．

　一般細菌は，分類学的に特定の細菌あるいは特定のグループを示した名称ではない．また，水中のすべての生菌数を示すものでもない．試験する水の種類や状態，消毒処理の有無などにより，一般細菌として出現する細菌の種類や構成は異なる．また，同じ培地であっても，温度，時間を変えて培養すると発現してくる集落数は変わってくる．たとえば，36±1℃よりも低い温度で，24±2時間よりも長時間（2日以上）培養すると，一般細菌の数十倍から数千倍存在する従属栄養細菌が増殖して集落を形成し，大きな値を示すことがある．

　一般細菌として検出される細菌の多くは，病原菌との直接の関連はない．環境水では，一般細菌は大腸菌に比べてはるかに多く存在し，その一部は大腸菌よりも塩素に対して強い抵抗性をもっているので，塩素消毒処理後の水中には一般細菌が大腸菌よりはるかに多く存在する．したがって，塩素抵抗性の強い病原微生物に対する塩素消毒の効果を確認するには，一般細菌試験のほうが大腸菌試験より有利である．飲料水や地下水などで一般細菌が多数検出される場合は，汚濁の程度が高く，塩素消毒不足やふん便などに汚染されていることを疑わせるものである．

基　準	1 mLの検水で形成される集落数が100以下であること

1. 標準寒天培地法　(告示第261 別表第1)

［培　地］

① 標準寒天培地[1)]

［器具および装置］

① 採水瓶：容量120 mL以上の密封できる容器を滅菌したもの．なお，残留塩素を含む試料を採取する場合には，あらかじめチオ硫酸ナトリウム（$Na_2S_2O_3$）を，試料100 mLにつき0.02～0.05 gの割合で採水瓶に入れ，滅菌したものを使用する．

② シャーレ：直径約9 cm，高さ約1.5 cmのものであって，ガラス製またはプラスチック製で

1 水質

滅菌したもの
③ **恒温器**：温度を 35～37℃ に保持できるもの

[試料の採取および保存]

　試料は採水瓶に採取し，速やかに試験する．速やかに試験できない場合は，冷暗所に保存し，12 時間以内に試験する．

[試験操作]

滅菌シャーレ，2～5 枚
　　↓← 試料，各段階希釈試料液 1 mL（図2-1）
　　↓← 滅菌した標準寒天培地約 15 mL（45～50℃）（図2-2）
　　↓← よく混和したのち，冷却固化
　　↓← シャーレを転倒して 35～37℃，22～26 時間培養（図2-3）
　　↓
試料 1 mL または 1 g 中の集落数の算定（図2-4）

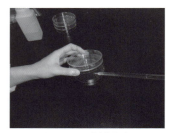

図2-1　試料分注

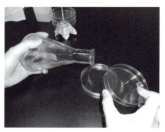

図2-2　培地注入

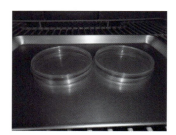

図2-3　培養

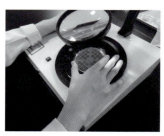

図2-4　判定

　試料を 2 枚以上のシャーレに 1 mL ずつとり，これにあらかじめ加熱溶解させて 45～50℃ に保った標準寒天培地を約 15 mL ずつ加えて十分に混合し，培地が固まるまで静置する．次に，シャーレを逆さにして恒温器内で 22～26 時間培養する．培養後，各シャーレの集落数を数え，その値を平均して菌数とする[2]．

　空試験として，シャーレを 2 枚以上用意し，以下試験操作と同様に操作し，培養後，各シャーレの集落数を数え，その値を平均して菌数とする．

[廃　棄]

　集落数を計数したあとの寒天平板は，121℃ で 15 分間高圧蒸気滅菌してから廃棄する．

注釈

1) 標準寒天培地はペプトン（カゼインのパンクレアチン水解物）5 g，粉末酵母エキス2.5 g，ブドウ糖1 gおよび粉末寒天15 gを精製水約900 mLに加熱溶解させ，滅菌後のpH値が6.9～7.1となるように調整したのち，精製水を加えて1000 mLとし，高圧蒸気滅菌したものを用いる．通常は市販品を用いる．

2) 一般細菌が試料1 mL中に300個以上存在する場合は，滅菌希釈水を用いて各段階の希釈試料液を調整する．集落数の算定は，1平板に30～300個の集落がみられる平板を選んで行う．得られた1平板当たりの集落数の平均値と，試料採取および希釈倍数から，試料1 mL当たりの菌数を算出する．

(2) 大腸菌

　飲料水の大腸菌試験は，ふん便性の病原菌を含む汚染の指標として行われるものである．ふん便を介して水系感染する病原体として，細菌類には赤痢菌，コレラ菌，腸チフス菌，パラチフス菌などがあり，ウイルスにはノロウイルス，ロタウイルスなどがある．原虫にはクリプトスポリジウム，ジアルジア（ランブル鞭毛虫），トキソプラズマ，エキノコックス，赤痢アメーバなどがある．これらの病原体と大腸菌（*Escherichia coli*）は，人畜の腸管内に生息しやすい．したがって，水中に大腸菌が存在することは，その水が人畜のふん便などで汚染されていることを直接意味し，同時に消化器系病原菌により汚染されている可能性があることを示している．従来は，大腸菌群が飲料水などのふん便汚染指標菌として用いられ，水道法に基づく水質基準項目となっていた．しかし，大腸菌群については自然環境に由来するものがあり，大腸菌群の存在が必ずしも人畜のふん便による汚染を意味しない場合があること，また水中でも増殖することなど，ふん便汚染，ひいては消化器系病原菌の指標としての特異性に問題があることが指摘されていた．平成15年に水道水質基準が改定されるとともに学校環境衛生基準も，大腸菌群に代わって大腸菌が水質基準項目となった．

　ここでいう大腸菌とは，大腸菌に特異的に存在するβ-D-グルクロニダーゼによって4-メチルウンベリフェリル-β-D-グルクロニドを加水分解して4-メチルウンベリフェロンを遊離し，波長366 nmの紫外線で蛍光を発する反応を示す菌である．厳密には，本法を用いても分類学上の大腸菌を必要十分に検出できない．本法で陽性となるが大腸菌でないもの，大腸菌であるのに本法で陰性となるものが存在する．本法で陰性となる大腸菌の代表的なものに，腸管出血性大腸菌O157がある．しかし，O157だけが存在して，その他の大腸菌が存在しないという状況は考えにくいことから，し尿汚染の可能性を示す衛生学的指標の検出方法としては問題ない．

基　準	検出されないこと

1. 特定酵素基質培地法[1]
（告示第261号 別表第2）

[特定酵素基質培地]

① MMO–MUG培地[2]：この培地は黄色く着色したものは使用しない．
② IPTG添加ONPG–MUG培地[3]
③ XGal–MUG培地[4]
④ ピルビン酸添加XGal–MUG培地[5]（図2-5）

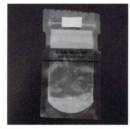
図2-5　XGal-MUG培地

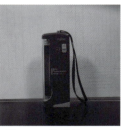
図2-6　紫外線ランプ

[器具および装置]

① 採水瓶：標準寒天培地法と同じ
② 試験容器：試料100 mLと培地が密封できるもので，滅菌したもの
③ MMO–MUG培地用比色液[6]
④ IPTG添加ONPG–MUG培地用比色液[7]
⑤ XGal–MUG培地用比色液[8]
⑥ ピルビン酸添加XGal–MUG培地用比色液[9]：培地および比色液は，冷暗所保存する．
⑦ 恒温器：標準寒天培地法と同じ
⑧ 紫外線ランプ：波長366 nmの紫外線を照射できるもの（図2-6）

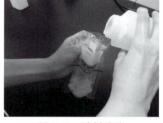
図2-7　試料分注

[試料の採取および保存]

標準寒天培地法と同様に行う．

[試験操作[10]]

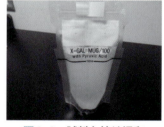
図2-8　試料と培地混和

```
特定酵素基質培地
  ← 試料100 mL（図2-7）
  ← 密封，混和（図2-8）
  ← 35〜37℃，24〜28時間（図2-9）
  ← 366 nmの紫外線照射（図2-10）
  ↓
蛍光が比色液よりも強い場合：陽性と判定
```

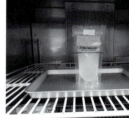
図2-9　培養

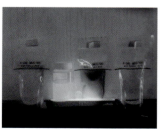
図2-10　判定

試料100 mLをMUGを含む，いずれかの培地1本に加え，ただちに試験容器を密封し，試験容器を振って培地を溶解または混合させたのち，恒温器内に静置して35〜37℃[11]，24〜28時間培養する．培養後，紫外線ランプを用いて波長366

nmの紫外線を照射し，蛍光の有無を確認する．培地に対応する比色液より蛍光が強い場合は陽性と判定し，蛍光が弱い場合は陰性と判定する．

[廃　棄]

培養後の特定酵素基質培地は，121℃で15分間高圧蒸気滅菌してから廃棄する．

注釈

1) 特定酵素基質培地法に使用される培地は，従来MMO-MUG培地のみであったが，平成15年の水道水質基準改正に伴う平成15年厚生労働省告示第261号により，IPTG添加ONPG-MUG培地，XGal-MUG培地，ピルビン酸添加XGal-MUG培地も使用されることとなった．なお，これらの培地は自製が困難であり，通常は市販品を用いる．培地成分のみがカプセルに入ったものや培養容器に分注済みの製品もある．

4-メチルウンベリフェリル-β-D-グルクロニド（MUG）を含有する培地に試料を加えて培養すると，大腸菌が有するβ-グルクロニダーゼの活性によって加水分解されて4-メチルウンベリフェロンが遊離するので，その蛍光を測定する．

飲料水の水質試験で大腸菌群を測定する必要はないが，大腸菌測定用の市販の培地には大腸菌群を検出するための基質も同時に添加されており，飲料水試験法では，それら市販の培地を用いてもよいことになっている．大腸菌群を検出するための基質にはo-ニトロフェニル-β-D-ガラクトピラノシド（ONPG）あるいは5-ブロモ-4-クロロ-3-インドリル-β-D-ガラクトピラノシド（XGal）を用い，β-ガラクトシダーゼの活性によって生じる黄色あるいは青色の発色をそれぞれ測定する．

2) MMO-MUG培地の組成は，硫酸アンモニウム5g，硫酸マンガン0.5 mg，硫酸亜鉛0.5 mg，硫酸マグネシウム100 mg，塩化ナトリウム10g，塩化カルシウム50 mg，ヘペス（N-2-ヒドロキシエチルピペラジン-N'-2-エタンスルホン酸）6.9 g，ヘペスナトリウム塩（N-2-ヒドロキシエチルピペラジン-N'-2-エタンスルホン酸ナトリウム）5.3 g，亜硫酸ナトリウム40 mg，アムホテリシンB 1 mg，o-ニトロフェニル-β-D-ガラクトピラノシド500 mg，4-メチルウン

ベリフェリル-β-D-グルクロニド75 mgおよびソラニウム500 mgを含む．これらを無菌的に混合し，試験容器に10分の1量ずつ分取する．

3) IPTG添加ONPG-MUG培地の組成は，硫酸アンモニウム2.5 g，硫酸マグネシウム100 mg，ラウリル硫酸ナトリウム100 mg，塩化ナトリウム2.9 g，トリプトース5 g，トリプトファン1 g，o-ニトロフェニル-β-D-ガラクトピラノシド100 mg，4-メチルウンベリフェリル-β-D-グルクロニド50 mg，イソプロピル-1-チオ-β-D-ガラクトピラノシド100 mgおよびトリメチルアミン-N-オキシド1 gを含む．これらを精製水約80 mLに溶かし，pH値が6.1〜6.3となるように調整したのち，精製水を加えて90 mLとし，ろ過除菌したのち，試験容器に10 mLずつ分注する．

4) XGal-MUG培地の組成は，塩化ナトリウム5 g，リン酸一水素カリウム2.7 g，リン酸二水素カリウム2 g，ラウリル硫酸ナトリウム100 mg，ソルビトール1 g，トリプトース5 g，トリプトファン1 g，4-メチルウンベリフェリル-β-D-グルクロニド50 mg，5-ブロモ-4-クロロ-3-インドリル-β-D-ガラクトピラノシド80 mgおよびイソプロピル-1-チオ-β-D-ガラクトピラノシド100 mgを含む．これらを無菌的に混合し，試験容器に10分の1量ずつ分取する．

5) ピルビン酸添加XGal-MUG培地の組成は，塩化ナトリウム5 g，硝酸カリウム1 g，リン酸一水素カリウム4 g，リン酸二水素カリウム1 g，ラウリル硫酸ナトリウム100 mg，ピルビン酸ナトリウム1 g，ペプトン5 g，4-メチルウンベリフェリル-β-D-グルクロニド100 mg，5-ブロモ-4-クロロ-3-インドリル-β-D-ガラクトピラノシド100 mgおよびイソプロピル-1-チオ-β-D-ガラクトピラノシド100 mgを含む．これらを無菌的に混合し，試験容器に10分の1量ずつ分取する．

6) MMO-MUG培地用比色液の組成は，o-ニトロフェノール4 mg，ヘペス（N-2-ヒドロキシエチルピペラジン-N'-2-エタンスルホン酸）6.9 g，ヘペスナトリウム塩（N-2-ヒドロキシエチルピペラジン-N'-2-エタンスルホン酸ナトリウム）5.3 gおよび4-メチルウンベリフェロン1 mgを含む．これらを混合し，精製水を加えて1000 mLとし，試験容器に分注する．

7) IPTG添加ONPG-MUG培地用比色液の組成は，o-ニトロフェノール2.5 mg，4-メチルウンベリフェロン1.25 mgおよびトリプトース5 gを含む．これらを精製水約900 mLに溶かし，pH値を7.0となるように調整し，精製水を加えて1000 mLとし，試験容器に分注する．

8) XGal-MUG培地用比色液の組成は，アミドブラック10 B 0.25 mg，4-メチルウンベリフェロン1 mg，タートラジン1.25 mg，ニューコクシン0.25 mgおよびエチルアルコール150 mLを含む．これらを混合し，精製水を加えて1000 mLとし，試験容器に分注する．

9) ピルビン酸添加XGal-MUG培地用比色液の組成は，インジゴカーミン2 mg，o-ニトロフェノール4.8 mg，4-メチルウンベリフェロン1 mg，リン酸一水素カリウム4 gおよびリン酸二水素カリウム1 gを含む．これらを混合し，精製水を加えて1000 mLとし，試験容器に分注する．

10) 学校環境衛生基準として大腸菌は，この試験方法により，試料100 mLを試験して陰性であることが求められる．したがって，この基準適合判定においては大腸菌の定量試験は必要としない．

11) 試料の水量が100 mLと多いため，採取した試料の温度が所定の35〜37℃に達する時間を考慮する必要がある．すなわち，恒温水槽の場合は速やかに所定の水温に達するが，自然対流式の恒温器で約1時間程度を要する．そのため，自然対流式の恒温器では昇温時間を見込んで25時間培養するか，恒温水槽で速やかに35〜37℃に昇温させたのち，恒温器に移して24時間培養する．なお，28時間を超える培養は，誤陽性が生じる可能性が高いので避けなければならない．

（3） 塩化物イオン

　海水や温泉水などの自然水は多量の塩化物イオン（Cl$^-$）を含有している．Cl$^-$は，下水やし尿中にも多く含まれるため，人為的汚染の一指標となる．

　Cl$^-$は，自然界に広く分布し，通常，塩化ナトリウム（NaCl），塩化カリウム（KCl），塩化カルシウム（CaCl$_2$）の形で存在する．地殻中の構成比は約0.05％である．自然界のCl$^-$の大部分は海水中に存在する．Cl$^-$は地層を形成する土壌や岩石にも痕跡程度含まれている．そのため，地表水や地下水は常に多少のCl$^-$を含んでいる．

　Cl$^-$は，次に示す各種の要因によって水中に存在あるいは増加する．

① **人為的な要因によるもの**：食塩は毎日の生活に欠くことのできないものである．日本人は約10 g/日の食塩を摂取し，それらはし尿，汗などから排泄される．尿中には0.75～1.0％のCl$^-$が含まれている．これらの排出源である下水処理場放流水や家庭排水よりCl$^-$が排出される．Cl$^-$は安定であり，地下に浸透しても変化しない．そのため，これらの排水が混入すると，河川水や地下水中のCl$^-$濃度が増加する傾向がみられる．

② **塩風によるもの**：わが国は周囲を海に囲まれていることから，風により海水の飛沫が内陸部まで運ばれ，これが微粒子となって地上に落下するとともに，Cl$^-$を多く含む雨や雪により自然水中のCl$^-$が増加する．

③ **温泉および火山によるもの**：温泉が地表に供給する塩化物量は，日本全国で約60万t/年と推定される．火山地帯での地下水には，Cl$^-$含量の著しく多いものがみられる．

④ **海水によるもの**：海水は約19000 mg/LのCl$^-$を含んでおり，これが海に近い河川をそ上したり，地下水に浸透したりする．地下水中のCl$^-$が海水に由来する場合，一時硬度が低く，永久硬度が高くなる．

　一定の地層に由来するCl$^-$量は，あらたな汚染を受けないかぎり，常にほぼ一定値を示す．したがって，Cl$^-$値が異常に変動するときは何らかの汚染が疑われる．わが国の自然水域における一般的な水でのCl$^-$量は，通常30 mg/L以下である．

　わが国の水道水中のCl$^-$は味覚に基づいて設定されている．これ以上多くなると水が塩味を呈するといわれている．Cl$^-$が多い水は，金属を腐食させる性質があり，なるべく少ないほうがよい．

　Cl$^-$は，通常の浄水処理では除去されないが，逆浸透膜法，イオン交換法，蒸留法などによって除去が可能である．

基　準	200 mg/L以下であること

1 水 質

1. 硝酸銀滴定法[1]　(告示第261号 別表第21)

[試　薬]

① **クロム酸カリウム（K_2CrO_4）溶液**：K_2CrO_4 50 g を精製水 200 mL に溶かし，わずかに赤褐色の沈澱が生じるまで 5 %（w/v）硝酸銀（$AgNO_3$）溶液を加え，少なくとも一昼夜放置したのち，ろ過した溶液に精製水を加えて全量 1000 mL とする．
② **0.01 mol/L 塩化ナトリウム（NaCl）溶液**[2]：本液は安定で長期間保存できる．
③ **0.01 mol/L $AgNO_3$ 溶液**[3]：褐色瓶に入れて冷暗所に保存する．

$$0.01 \text{ mol/L } AgNO_3 \text{ 溶液 } 1 \text{ mL} = 0.355 \text{ mg Cl}^-$$

[標　定]

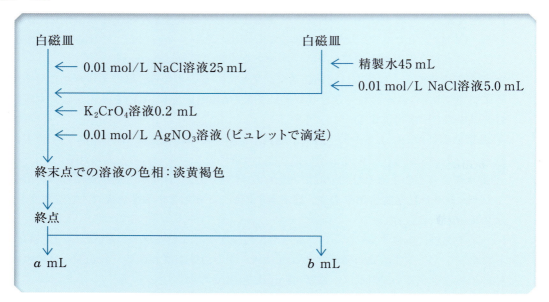

次の操作により，0.01 mol/L $AgNO_3$ 溶液のファクター（f）を求める．

0.01 mol/L NaCl 溶液 25 mL を白磁皿にとり，K_2CrO_4 溶液 0.2 mL を指示薬として加え，0.01 mol/L $AgNO_3$ 溶液を用いて淡黄褐色が消えずに残るまで滴定する．

別に，精製水 45 mL を白磁皿にとり，0.01 mol/L NaCl 溶液 5.0 mL を加え，以下上記と同様に操作して空試験を行い，補正した 0.01 mol/L $AgNO_3$ 溶液の mL 数（$a - b$）から次式により，ファクター（f）を算定する．

$$\text{ファクター}(f) = \frac{20}{a - b}$$

[試料の採取および保存]

　試料は，精製水で洗浄したガラス瓶またはポリエチレン瓶に採取し，速やかに試験する．速やかに試験できない場合は，冷暗所に保存し，2週間以内に試験する．

[試験操作]

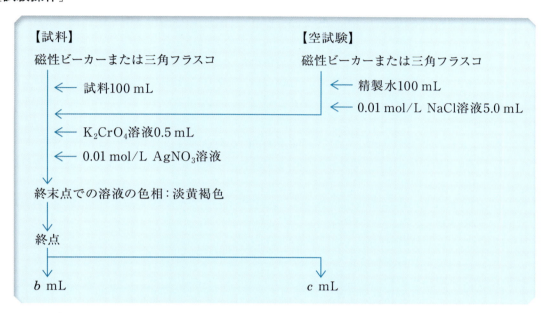

　試料[4)]100 mLを白磁皿にとり，K$_2$CrO$_4$溶液0.5 mLを指示薬として加え，0.01 mol/L AgNO$_3$溶液を用いて淡黄褐色が消えずに残るまで滴定し，これに要した0.01 mol/L AgNO$_3$溶液のmL数bを求める．別に，精製水100 mLを白磁皿にとり，0.01 mol/L NaCl溶液5.0 mLを加え，以下試料と同様に操作し，これに要した0.01 mol/L AgNO$_3$溶液のmL数cを求め，次式により試料中のCl$^-$の濃度を算定する[5)6)]．

$$\mathrm{Cl}^-(\mathrm{mg/L}) = \left[b - \left(\frac{c-5}{f}\right)\right] \times f \times 0.355 \times \frac{1000}{100}$$

　　f：0.01 mol/L AgNO$_3$溶液のファクター

[廃　液]

　滴定が終了した試験溶液およびビュレットに残ったAgNO$_3$溶液は，「一般重金属廃液」として，ポリ容器に保管廃棄する．

注釈

1) 本法では，臭化物イオン（Br^-），ヨウ化物イオン（I^-）が存在するとCl^-と同様に滴定され，当量のCl^-として算出されて正の誤差となりうる．しかし，飲料水中のBr^-，I^-は通常極めてわずかであるので問題ない．Cl^-濃度の高い試料の場合，本法が広く用いられる．

　指示薬として加えたK_2CrO_4の存在下，$AgNO_3$溶液で滴定すると，塩化銀（$AgCl$）はクロム酸銀（Ag_2CrO_4）より溶解度積が小さいので，加えられた銀イオン（Ag^+）は当量点に達するまでCl^-と反応する．

$$Ag^+ + Cl^- \rightarrow AgCl \downarrow （白色沈殿）$$

　Cl^-がAg^+とほとんど定量的に沈殿したのち，さらに過剰に加えられたAg^+はクロム酸イオン（CrO_4^{2-}）と反応して赤褐色のAg_2CrO_4を生じ沈殿するので，これに伴う色相変化を見て滴定の終末点とする．

$$2\,Ag^+ + CrO_4^{2-}（薄黄色の試験溶液）\rightarrow Ag_2CrO_4 \downarrow （微褐色～赤褐色沈殿）$$

2) 0.01 mol/L NaCl溶液はNaCl 0.584 gを精製水に溶かして1000 mLとしたもの．調製溶液が市販されている．

3) 0.01 mol/L $AgNO_3$溶液は$AgNO_3$ 1.7 gを精製水に溶かして1000 mLとしたもの．調製溶液が市販されている．

4) 試料のpHは中性付近がよい．酸性ではCrO_4^{2-}が二クロム酸イオン（$Cr_2O_7^{2-}$）に変わるためAg_2CrO_4の沈殿が生成しない．またアルカリ性では，当量点より前に酸化銀が生成して終末点が不明確である．試験溶液のpHが6.5～10.5の範囲内にないときは，Cl^-を含まない0.1%炭酸ナトリウム（Na_2CO_3）溶液，0.1% 硫酸（H_2SO_4）などで中和する．

5) 終末点の識別を正確にするために対照を用いる．この際，終末点の色相を試料と一致させるために，塩化物を含まない炭酸カルシウム（$CaCO_3$）粉末を，試料の場合と同じ程度の濁りを与えるように加えるとよい．

6) 指示薬による滴定誤差は，0.1 mol/L $AgNO_3$溶液で滴定するような場合には無視できるが，0.01 mol/Lでは少し大きくなる．これを補正するためにはCl^-を含まない精製水について空試験を行い，その滴定値を差し引く．その際，終末点の色調を試料と一致させるために5）と同様に，塩化物を含まない$CaCO_3$粉末を加えるとよい．

2. イオンクロマトグラフ法（陰イオン[1]）
（告示第261号別表第13より塩化物イオンのみ抜粋）

[試　薬]

① **50 mg/mL エチレンジアミン溶液**[2]：この溶液は，冷暗所に保存し，1カ月以上を経過したものは使用してはならない．

② **塩化物イオン標準液**[3]：この溶液1 mLは，Cl^- 0.02 mgを含む．

[器具および装置]

① メンブランフィルターろ過装置：孔径約0.2 μmの，メンブランフィルターを備えたもの
② イオンクロマトグラフ（図2-11）

ⅰ）分離カラム
　　サプレッサー型，ノンサプレッサー型がある．
ⅱ）検出器
　　電気伝導度検出器または紫外部吸収検出器

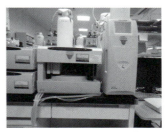

図2-11　イオンクロマトグラフ

［試料の採取および保存］

　試料は，精製水で洗浄したガラス瓶またはポリエチレン瓶に採取し，速やかに試験する．速やかに試験できない場合は，冷暗所に保存し，24時間以内に試験する．

［試験操作］

① 前処理

　試料をメンブランフィルターろ過装置でろ過し，初めのろ液約10 mLは捨て，次のろ液を試験溶液とする．

② 分析

　試験溶液の一定量をイオンクロマトグラフに注入し，ピーク高さまたはピーク面積を求め，検量線から濃度を算定する．

濃度範囲：0.2 ～ 20 mg/L
定量下限値：1.0 mg/L

［検量線の作成］

　塩化物イオン標準液を段階的にメスフラスコにとり，それぞれに精製水を加えて100 mLとする．以下，試験操作②と同様に操作して，Cl^-の濃度とピーク高さまたはピーク面積との関係を求める．

注釈

1) 本法は，少量の試料を用い，ほかのハロゲンイオンと分別して低濃度から高濃度まで選択的に測定できる方法である．
2) エチレンジアミン2.5 gを水に溶かして50 mLとしたもの
3) NaCl 1.649 gを精製水に溶かして1000 mLとしたものを塩化物標準液とし，この溶液20 mLをメスフラスコにとり，水を加えて1000 mLとする．

（4）有機物（全有機炭素（TOC）の量）

　水中の全有機炭素（TOC：total organic carbon）は，種々の有機化合物から構成されており，これらの有機化合物に含まれている炭素量をいう．

基　準	3mg/L以下であること

1. 全有機炭素計測定法[1]　（告示第261号 別表第30）

［試　薬］

① **全有機炭素標準液**：フタル酸水素カリウム2.125 gを精製水[2]に溶かして1000 mLとし，標準原液とする．原液1 mLは，炭素1 mgを含む．この溶液は，冷暗所に保存すると2カ月間は安定である．
　標準原液を精製水で100倍にうすめ，標準液とする．標準液1mLは，炭素0.01 mgを含む．この溶液は使用のつど調製する．

［装　置］

① **全有機炭素定量装置（TOC計）（図2-12）**：試料導入部，分解部，二酸化炭素分離部，検出部，データ処理装置または記録装置などを組み合わせたもので，全有機炭素の測定が可能なもの

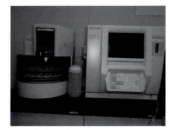

図2-12　TOC計

［試料の採取および保存］

　試料は，精製水で洗浄したガラス瓶に採取し，速やかに試験する．速やかに試験できない場合は冷暗所に保存し，72時間以内に試験する．

［試験操作］

① **前処理**
　試料に懸濁物質が含まれている場合には，ホモジナイザー，ミキサー，超音波発生器などで懸濁物質を破砕し，均一に分散させ，これを試験溶液とする．

② **分析**
　装置を作動状態にし，試験溶液の一定量を全有機炭素定量装置（TOC計）に供して測定を行い，試料中の全有機炭素の濃度を算定する．

定量下限値：0.3 mg/L

［検量線の作成］

　全有機炭素標準液を用い，装置の補正方法に従って検量線に相当する補正を行う．

注釈

1）測定法には燃焼酸化法および湿式酸化法がある．燃焼酸化法は，試料を酸素または空気流とと

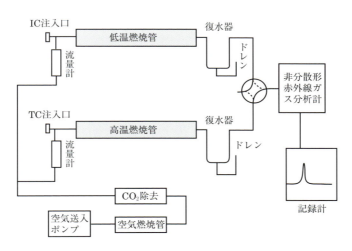

図2-13　TOC分析計（燃焼酸化法）の概略図

もに数100℃に加熱した酸化触媒充てん管（高温燃焼管）に送り込み，試料中の有機物を含む炭素化合物を二酸化炭素に酸化したのち，その濃度を非分散形赤外線ガス分析計で測定する方法である（図2-13）．この条件で測定される炭素量は，炭酸塩も分解して二酸化炭素となるので，試料中の全炭素に相当する．一方，150℃に保った酸性触媒充てん管（低温燃焼管）で測定される炭素量は，この温度では有機物質は分解しないので炭酸塩のみの炭素に相当する．したがって，両者の差からTOCを求めることができる．無機炭素をパージして除く方式もある．

　湿式酸化法は，試料を酸性ばっ気法により遊離炭酸を除去したのちペルオキソ二硫酸ナトリウム溶液が添加された紫外線反応槽に入れ，ペルオキソ二硫酸ナトリウムと紫外線により試料中の有機性炭素化合物を二酸化炭素に酸化し，その濃度を非分散形赤外線ガス分析計によって測定する方法である．湿式酸化法では，粒子状物質，アルキルベンゼンスルホン酸，フミン酸，カフェイン，海水などの酸化が完全にできないことがある．また，前処理が必要なことから，揮発性有機物を損失することがある．

2) 全有機炭素濃度が0.1 mg/L以下のもの，または同等以上の品質を有する水を用いる．

（5） pH値

　pHは水中の水素イオン濃度 $[H^+]$ の逆数の常用対数であり，下水や工場排水などの混入による水質変化の指標となる．また，Al塩を用いた凝集処理での薬品使用量の決定や水道器材に対する腐食性の指標（ランゲリア指数）にも用いられる．

　自然水のpHは，一般に溶存する遊離炭酸と炭酸塩との濃度の割合によって定まる（図2-14）．

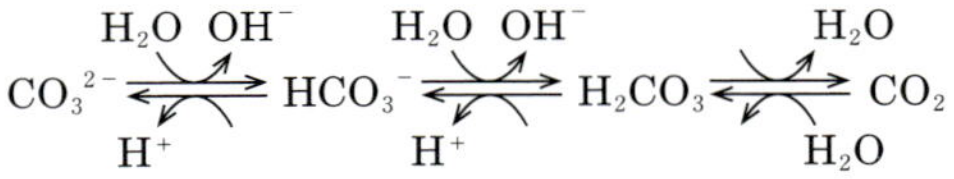

$$CO_3^{2-} \underset{H^+}{\overset{H_2O\ OH^-}{\rightleftarrows}} HCO_3^- \underset{H^+}{\overset{H_2O\ OH^-}{\rightleftarrows}} H_2CO_3 \underset{H_2O}{\overset{H_2O}{\rightleftarrows}} CO_2$$

図2-14　自然水の炭酸および炭酸塩平衡

地表水はCO₂が少なく，pHは普通7.0〜7.2を示す．地下水では有機物の分解によって生じたCO₂のため，pH 6.0〜6.8の弱酸性を示す．日中の富栄養湖では，植物性プランクトンが光合成を行ってCO_2を消費し，平衡が右にずれてOH^-が産生されるため，pHが高くなる．夜間の富栄養湖および地下水では，生物が呼吸によりCO_2を放出し，平衡が左にずれてH^+が産生されるため，pHは低くなる．また，下水や工場排水に原因する種々の酸類や塩類によっても影響される．このように，pHは汚染等による水質の変化を早期に知りうる指標であり，残留塩素の消毒効果にも影響を与える．

基　準	5.8以上6.8以下であること

1. ガラス電極法　（告示第261号 別表第31）

[試　薬]

① 0.05 mol/L フタル酸塩標準緩衝液[1]：ポリエチレン製試薬瓶に密栓して保存する．
このpH標準緩衝液は，25℃においてpH 4.01を示す．

② 0.025 mol/L リン酸塩標準緩衝液[2]：ポリエチレン製試薬瓶に密栓して保存する．
このpH標準緩衝液は，25℃においてpH 6.86を示す．

③ 0.01 mol/L ホウ酸塩標準緩衝液[3]：ポリエチレン製試薬瓶に密栓して保存する．
このpH標準緩衝液は，25℃においてpH 9.18を示す．

[装　置]

① pH計（図2-15）：それぞれの標準緩衝液を調製した場合は，液温により表2-1に示すpH値にメータの指針を合わせる[4]．

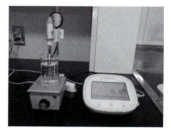

図2-15　pH計

[試料の採取および保存]

試料は，精製水で洗浄したガラス瓶またはポリエチレン瓶に採取し，速やかに試験する．速やかに試験できない場合は，冷暗所に保存し，12時間以内に試験する．

[試験操作]

校正したガラス電極pH計の検出部を，精製水で3回以上繰り返し洗浄（図2-16）し，検出部の水をぬぐったのち，試料を検出部に浸してpH値を読み取る．この操作を3回繰り返し，3回の測定値の幅が±0.1であれば，それらのpHを平均して算出する[5]（図2-17）．

表2-1　各温度における標準緩衝液のpH値

液温（℃）	フタル酸塩標準緩衝液	リン酸塩標準緩衝液	ホウ酸塩標準緩衝液
0	4.01	6.98	9.46
5	4.01	6.95	9.39
10	4.00	6.92	9.33
15	4.00	6.90	9.27
20	4.00	6.88	9.22
25	4.01	6.86	9.18
30	4.01	6.85	9.14
35	4.02	6.84	9.10
40	4.03	6.84	9.07
45	4.04	6.83	9.04
50	4.06	6.83	9.01
55	4.08	6.84	8.99
60	4.10	6.84	8.96

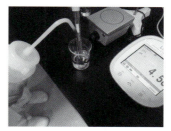

図2-16　電極洗浄

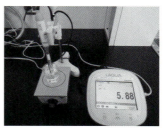

図2-17　測定

注釈

1) 0.05 mol/Lフタル酸塩標準緩衝液は，フタル酸水素カリウム10.21 gを無炭酸精製水に溶かして1000 mLとする．

2) 0.025 mol/Lリン酸塩標準緩衝液は，リン酸二水素カリウム3.40 gおよびリン酸一水素ナトリウム3.55 gを無炭酸精製水に溶かして1000 mLとする．

3) 0.01 mol/Lホウ酸塩標準緩衝液は，四ホウ酸ナトリウム・10水和物3.81 gを無炭酸精製水に溶かして1000 mLとする．

4) 温度補償機能を搭載しているpH計の場合は，試料の温度に合わせるか自動補償後のpH値を読み取る．

5) 試料の緩衝性が低いため，遊離炭酸を多く含む場合やアルカリ度が高い場合などは容易にpH値が変化するので，pH値が±0.1の繰り返し性が得られない場合がある．この場合は，pH値が±0.2の範囲内にある測定値を平均してpH値を算出する．

（6）味

　水中に溶存する無機物は，適度な量では水にこくのあるまろやかな味を与え，遊離炭酸はさわやかな味を与える．しかし，溶存無機物の量が多くなると，苦味，渋味，塩味などが生じる．

　水の異味は，微生物の繁殖，下水，工場排水などの混入によることが考えられ，臭気と密接な関連がある．とくに有機物による異味の場合は臭気を伴うことが多く，両者の区別は困難な場合がある．学校環境衛生基準は次のとおりである．

| 基　準 | 異常でないこと |

1. 官能法　(告示261号 別表第33)

[試　薬]

　① **無臭味水**：精製水を粒状活性炭1000 mL当たり毎分100〜200 mLで通して調整する．あるいはこれと同程度の品質を有するものを使用する．

[試料の採取および保存]

　試料は，精製水で洗浄したガラス瓶に採取し，ただちに試験する．ただちに試験できない場合は，冷暗所に保存し，12時間以内に試験する．

[試験操作]

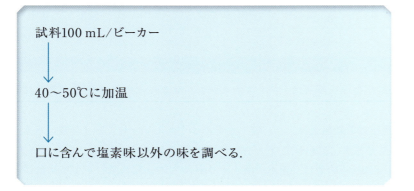

　試料100 mLをとり，40〜50℃に加温したのち，口に含んで[1]塩素味以外の味を調べる[2]．

　空試験として，無臭味水100 mLをとり，試験操作と同様に操作して味を調べる．

注 釈

1) 井戸水等の試料で細菌により汚染されたおそれがある場合は，試料を塩素消毒後か，10分間煮沸後に試験を行う．

2) 味の異常の有無は，塩素味以外の味がない場合は，味の異常はなしと判定し，異常なしと記載する．

（7）臭　気

　臭気は汚水の混入，微生物の繁殖，塩素消毒，地質などに起因し，その種類を定性的に試験するものである．

　水中に生息する微生物は，その種類によって芳香臭，青草臭，魚臭などの臭気を与える．*Oscillatoria*，*Phormidium* などの，らん藻類や *Streptomyces* などの放線菌の中には，カビ臭物質2-メチルイソボルネオールおよびジェオスミンを産生するものがある．これらの物質の臭気閾値は$0.01\mu g/L$程度である．そのほかに，細菌による硫酸イオン（SO_4^{2-}）の還元などによって生じた硫化水素ガス（H_2S）が腐卵臭を発することがある．

　塩素消毒は，トリクロラミンなどの消毒副生成物による臭気（カルキ臭）を水に与えるだけでなく，生物体を破壊して臭気物質を放出したりすることがある．また，水中に存在する微量のフェノール類やシクロヘキシルアミンなどが塩素と反応してクロロフェノールやシクロヘキシルアミン塩素化物などの強い臭気物質を生成することもある．したがって，水道原水の臭気を試験する場合には，適量の塩素を添加したものについても調べておくとよい．

　地質に起因する臭気の例として，フミン質（腐植質）による土臭，カビ臭がある．臭気物質の中には，ガスクロマトグラフィー/質量分析などで定量できる物質もある．しかし，臭気物質の組成あるいは濃度によって，においの質的変化を伴う場合もあり，感覚的な試験は欠かすことができない．水道水質基準は，次のとおりである．

基　準	異常でないこと

1．官能法　　（告示261号　別表第34）

［試　薬］

　① 無臭味水：精製水を粒状活性炭1000 mL当たり毎分100～200 mLで通して調整する．あるいは，これと同程度の品質を有するものを使用する．

［試料の採取および保存］

　試料は，水で洗浄したガラス瓶に採取し，ただちに試験する．ただちに試験できない場合は冷暗所に保存し，12時間以内に試験する．

[試験操作[1)]]

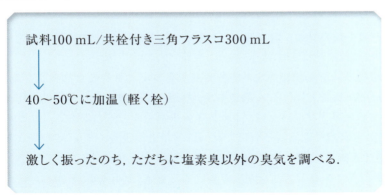

試料100 mLを容量300 mLの共栓付き三角フラスコにとり，軽く栓をして40～50℃の温度に加温し，激しく振ったのち，ただちに塩素臭以外の臭気を調べる．

空試験として，無臭味水100 mLをとり，試験操作と同様に操作して臭気を調べる．

注釈

1) 臭気試験を行う直前の喫煙，喫茶，食事などは避ける．また，手にせっけんあるいは香水などの香りが移らないように注意する．臭気の異常の有無は，塩素臭以外の臭気がない場合は，臭気の異常はなしと判定し，異常なしと記載する．

(8) 色度

色度とは，水中に含まれる溶解性物質およびコロイド性物質による着色の程度を示すものであり，精製水1000 mL中に白金1 mgおよびコバルト0.5 mgを含む場合に呈する色相を，1度とする．

自然水が着色する主な原因は，植物が微生物によって分解されて生じるフミン質（腐植質）を主とする溶解性あるいはコロイド性有機物によるものである．このほかに，コロイド性の鉄化合物やマンガン化合物によって着色する場合もある．水道水質基準は，次のとおりである．

基　準	色度　5度以下

1. 比色法[1]　（告示261号 別表第35）

[試　薬]

① **色度標準液**：塩化白金（Ⅳ）酸カリウム（K_2PtCl_6）2.49 gおよび塩化コバルト（Ⅱ）六水和物（$CoCl_2 \cdot 6H_2O$）2.02 gを塩酸（HCl）200 mLに溶かし，精製水を加えて1000 mLとし，これを色度標準原液とする．この溶液は，色度1000度に相当する．この溶液は，褐色瓶に入れて冷暗所に保存する．

色度標準原液を精製水で10倍にうすめて標準液とする．この溶液は，色度100度に相当する．

② **色度標準列**：色度標準液0から20 mLを段階的に比色管にとり，それぞれに精製水を加えて100 mLとする．

[器　具]

① **比色管**：共栓付き平底無色試験管で，底部から30 cmの高さに100 mLの刻線を付けたもの（図2-18）

[試料の採取および保存]

試料は，精製水で洗浄したガラス瓶またはポリエチレン瓶に採取し，速やかに試験する．速やかに試験できない場合は，冷暗所に保存し，12時間以内に試験する．

[試験操作]

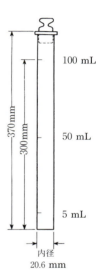

図2-18　比色管

```
試料100 mL/比色管
　　↓
色度標準列と比色
```

試料100 mLを比色管にとり，色度標準列と比色して[2]検水中の色度を求める．

空試験として，精製水100 mLをとり，試験操作と同様に操作して色度を求める．

注釈

1) 本法は，溶解性物質およびコロイド性物質による真の色度，とくにフミン質による淡黄色ないしは黄褐色の色相を対象にしたものである．したがって，懸濁物質による着色（見かけの色度）あるいは工場排水などの

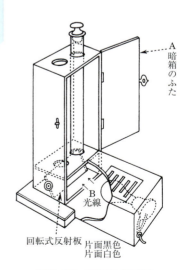

図2-19　透視比濁暗箱

混入による特殊な着色に本法は適用できない．染料，銅，クロムなどを含む工場排水の混入による場合には，色度標準液とはまったく色相が異なる．

2) 色度標準列を白紙上または反射板を白色にした透視比濁暗箱（図2-19）に入れて，比色管の上方から透視する．

2. 透過光測定法[1]　（告示261号　別表第36）

［試　薬］

① 色度標準液：(8) 色度 1. 比色法［試薬］①（p.87）に同じ

［器　具］

① 吸収セル：光路長が50 mmまたは100 mmのもの
② 分光光度計（図2-20）または光電光度計

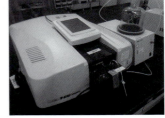

図2-20　分光光度計

［試料の採取および保存］

試料は，精製水で洗浄したガラス瓶またはポリエチレン瓶に採取し，速やかに試験する．速やかに試験できない場合は，冷暗所に保存し，12時間以内に試験する．

［試験操作］

```
試料，精製水（空試験），色度標準液（検量線）
        ↓
分光光度計または光電光度計により測定（波長390 nm付近）
```

試料100 mL（試料の色度が10度を超える場合には，10度以下となるように精製水を加えて100 mLに調製したもの）の一部を吸収セルにとり，分光光度計または光電光度計を用いて，波長390 nm付近で吸光度を測定し，作成した検量線から試料中の色度を算定する．

［検量線の作成］

色度標準液を段階的に100 mLメスフラスコ4個以上にとり，それぞれに精製水を加えて100 mLとする．以下，試験操作と同様に操作して，色度と吸光度との関係を求める．

空試験として，精製水100 mLをとり，試験操作と同様に操作して色度を求める．

注　釈

1) 本法は，試料中の類黄色ないし黄褐色の程度を，波長390 nm付近の吸光度により測定する方法である．

（9） 濁　度

　濁度とは，水の濁りの程度を示すもので，精製水1000 mL中にポリスチレン系粒子濁度標準1 mgを含む場合の濁りを3度とする．

　水の濁りの原因物質として，無機，有機の浮遊物，微生物，泥土などがある．降雨時における地下水，地表水の濁度の増加は主として泥土によるものである．また，下水，工場排水，畜舎，便所などからの汚物の混入を示す場合もある．

　上水道において，原水の濁度は浄水処理に影響を与え，浄水の濁度は浄水処理の良否を示し，給水栓水の濁度は給配水施設の異常を示す指標として重要である．学校環境衛生基準は，次のとおりである．

基　準	2度以下であること

1．比濁法[1]　（告示261号　別表第38）

［試　薬］

表2-2　標準粒子（ポリスチレン系粒子）

種　類　※	呼び径（μm）
No.6	0.5
No.7	1.0
No.8	2.0
No.9	5.0
No.10	10.0

※印はJIS Z 8901による種類である．

① **ポリスチレン系粒子懸濁液**：表2-2に示す，5種類の1％（w/w）ポリスチレン系粒子懸濁液[2]を十分に懸濁させたのち，速やかにそれぞれ1.000 gを別々の100 mLメスフラスコにとり，精製水を加えて100 mLとする[3]．これらの溶液1 mLは，ポリスチレンをそれぞれ0.1 mg含む．

② **濁度標準液**：5種類のポリスチレン系粒子懸濁液を，よく振り混ぜながら表2-3に示す量を500 mLメスフラスコにとり，精製水を加えて500 mLとする．この溶液は，濁度100度に相当する．

表2-3 濁度標準液（100度）調製時におけるポリスチレン系粒子懸濁液（0.1 mgポリスチレン/mL）の混合比率および分取量

種　類	混合比率（％）	分取量（メスフラスコ500 mLに対して）（mL）
No.6	6	10.0
No.7	17	28.3
No.8	36	60.0
No.9	29	48.3
No.10	12	20.0

③ **濁度標準列**：濁度標準液0〜10 mLを段階的に比色管にとり，それぞれに精製水を加えて100 mLとする．

[器　具]

① **比色管**：共栓付き平底無色試験管で，底部から30 cmの高さに100 mLの刻線を付けたもの

[試料の採取および保存]

　試料は，精製水で洗浄したガラス瓶またはポリエチレン瓶に採取し，速やかに試験する．速やかに試験できない場合は，冷暗所に保存し，12時間以内に試験する．

[試験操作]

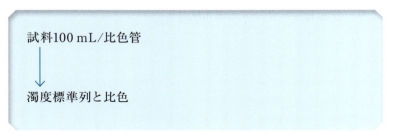

　試料100 mLを比色管にとり，濁度標準列と比濁して[4)]試料の濁度を求める．空試験として，精製水100 mLをとり，上記試験操作と同様に操作して濁度を求める．

注　釈

1) 本法は，水中を透過する光が分散粒子によって反射または散乱して透過量を減じる度合いを，肉眼により比較測定する方法である．
2) ポリスチレン系粒子は1 ％（w/w）懸濁液として市販されている．
3) 使用にあたっては，タッチミキサーまたは超音波洗浄器などを適正に用いて十分に懸濁させたのち，分取する．
4) 濁度標準列を，黒紙上または反射板を黒色にした透視比濁暗箱に入れて，比色管の上方から透視する．

2. 透過光測定法[1]　（告示261号　別表第39）

[試　薬]

① 濁度標準液：(9) 濁度 1.比濁法 [試薬] ②（p.89）

[器　具]

① 吸収セル：光路長が50 mmまたは100 mmのもの
② 分光光度計または光電光度計

[試料の採取および保存]

　　試料は，精製水で洗浄したガラス瓶またはポリエチレン瓶に採取し，速やかに試験する．速やかに試験できない場合は，冷暗所に保存し，12時間以内に試験する．

[試験操作]

```
試料/吸収セル
    ↓
分光光度計または光電光度計により測定（波長660 nm付近）
```

　　試料を吸収セルにとり，分光光度計または光電光度計を用いて，波長660 nm付近で吸光度を測定し，作成した検量線から試料中の濁度を算定する．

[検量線の作成]

　　濁度標準液を段階的に100 mLメスフラスコ4個以上にとり，それぞれに精製水を加えて100 mLとする．以下試験操作と同様に操作して，濁度と吸光度との関係を求める．空試験として，精製水を一定量とり，以下試験操作と同様に操作して濁度を求める．

注釈

1) 本法は，吸光光度法の一つであり，光が水中の濁りの粒子により透過光量が減じることを測定することにより，濁度を求める方法である．濁った水の層に一定の強さの光が入射すると，濁りの粒子に反射または散乱し，透過量が減じる．測定波長は，色度による妨害を避けるため，660 nm付近を用いる．

3. 積分球式光電光度法[1]　（告示261号 別表第41）

[試　薬]

① 濁度標準液：(9) 濁度 1.比濁法〔試薬〕② (p.89) に同じ．

[装　置]

積分球式濁度計（図2-21）

[試料の採取および保存]

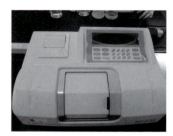

図2-21　積分球式濁度計

試料は，精製水で洗浄したガラス瓶またはポリエチレン瓶に採取し，速やかに試験する．速やかに試験できない場合は，冷暗所に保存し，12時間以内に試験する．

[試験操作]

積分球式濁度計を用いて試料中の散乱光量を測定し，作成した検量線から試料中の濁度を算定する．

[検量線の作成]

濁度標準液を段階的に100 mLメスフラスコ4個以上にとり，それぞれに精製水を加えて100 mLとする．以下試験操作と同様に操作して，濁度と吸光度との関係を求める．空試験として，精製水を一定量とり，以下試験操作と同様に操作して濁度を求める．

> 注　釈
>
> 1) 本法は，光電光度法の一つであり，光が水中の濁りの粒子によって生じる散乱（反射）光量を積分球を用いて測定するとともに，透過光量を測定し，それらの比率から濁度を求める方法である．本法は，試料が着色していても妨害されない．

(10) 遊離残留塩素

残留塩素とは，水中に溶存する遊離残留塩素およびクロラミンのような結合残留塩素をいう．遊離残留塩素は主に次亜塩素酸（$HClO$）および次亜塩素酸イオン（ClO^-）である．

分子状塩素（Cl_2）が水に溶けると(1)式のように平衡が保たれ，塩酸（HCl）と$HClO$を生成する．$HClO$は弱酸であり，(2)式のように解離する．

$$Cl_2 + H_2O \rightleftarrows HCl + HClO \quad \cdots\cdots\cdots (1)$$
$$HClO \rightleftarrows H^+ + ClO^- \quad \cdots\cdots\cdots (2)$$

これらの平衡関係はpHに依存し，Cl_2，$HClO$，ClO^-の3種類の形態をとる（図2-22）．

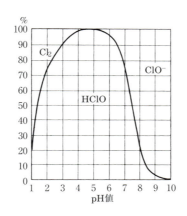

図2-22　水中遊離有効塩素の形態に対するpHの影響

これらは，いずれも遊離残留塩素である．

　遊離残留塩素のうち，HClOはClO⁻に比べてはるかに殺菌力が強く，同じ殺菌速度を得るための濃度比で約80倍といわれる．したがって，水のpHが高くなると，塩素の殺菌・消毒力は弱くなる．

　水中にアンモニア，アミン類，アミノ酸などの窒素化合物が存在すると，遊離残留塩素と反応してクロラミンを生成する．これらのクロラミン類を結合残留塩素という．

$$RNH_2 + HClO \rightleftarrows RNHCl + H_2O$$
$$RNHCl + HClO \rightleftarrows RNCl_2 + H_2O$$

　結合残留塩素は一般に遊離残留塩素より殺菌力が弱く，同じ殺菌速度を得るための濃度比で数十倍を要するといわれている．両者の殺菌力を比較した米国公衆衛生局の研究結果において，「作用時間を等しくした場合，結合残留塩素は遊離残留塩素の25倍の濃度を要し，また同一濃度の場合は，遊離残留塩素の100倍の作用時間を要する」と報告されている．現在，殺菌力を残留塩素濃度（C）と作用時間（T）の積CT値で表すことが多い．

　水道法における水道水の残留塩素の規定も，遊離残留塩素と結合残留塩素の作用の差を考慮して定められている．アンモニアの場合は，モノクロラミン（NH_2Cl），ジクロラミン（$NHCl_2$）のほかにトリクロラミン三塩化窒素（NCl_3）を生成する．これらのクロラミンの生成量はNH_3：HClO比とpH値によって左右されるほか，反応温度の影響を受け，しかも時間経過に伴って変化する．

$$NH_3 + HClO \rightleftarrows NH_2Cl + H_2O \quad \cdots\cdots\cdots (3)$$

　中性付近のpHではNH_2Clの生成反応は速やかに完結し，NH_3に対して過剰のHClOが存在しなければNH_2Clは安定で，ほかの要因が加わらなければ長時間変化しない．

　NH_3に対して等モルを超えるHClOが加えられると，引き続いて$NHCl_2$の生成反応が起こるが，この反応はNH_2Clの生成反応(3)式より遅く，通常数分を要する．この反応は酸性域で反応が速く，アルカリ性域になると著しく遅くなる．

$$NH_2Cl + HClO \rightleftarrows NHCl_2 + H_2O \cdots\cdots\cdots\cdots\cdots\cdots (4)$$

$$2NHCl_2 + H_2O \longrightarrow N_2 + HClO + 3HCl \cdots\cdots\cdots (5)$$

 $NHCl_2$はN_2を生成する分解反応を起こして消失して行くが，この反応もpHの影響を強く受け，酸性域で反応が遅く，アルカリ性域では速やかに分解する．(4)式と(5)式の反応についてのpHの影響の違いの結果として，高いpH域（pH 8以上）では主としてモノクロラミンが，低いpH域（pH 7以下）では主として$NHCl_2$が検出されることになる．

$$NHCl_2 + HClO \rightleftarrows NCl_3 + H_2O \cdots\cdots\cdots\cdots\cdots\cdots (6)$$

 NCl_3の生成は，NH_3に対して十分量の$HClO$が加えられた場合に認められ，特に酸性域（pH 5以下）で生成量が増加する．NCl_3も概念的には結合型塩素であるが，通常NH_2Clと$NHCl_2$の合計量を結合残留塩素という．

 NH_2Clと$NHCl_2$は加水分解によって$HClO$を生成するが，分解定数は著しく小さく，〔$HClO$〕・〔NH_3〕/〔NH_2Cl〕の値は2.8×10^{-10}と報告されている．

 水系感染症の予防のために塩素消毒を行うと，水中溶存物質と反応して残留塩素は消費されて減少する．塩素消毒における塩素注入量は塩素注入後一定時間（たとえば1時間）を経過したのちの残留塩素濃度を基準にして定められている．これに関して水道法における水道水の塩素消毒に関する基準は，次のように定められている．

基　準	給水栓における水が遊離残留塩素を0.1 mg/L以上保持するように塩素消毒すること ただし，供給する水が病原生物に著しく汚染されるおそれがある場合，または病原生物に汚染されたことを疑わせるような生物もしくは物質を多量に含むおそれがある場合，給水栓における水の遊離残留塩素は0.2 mg/L以上とすること

1. ジエチル-*p*-フェニレンジアミン法（DPD法）[1]　　（告示第318号 別表第1）

[試　薬]

① DPD試薬：N,N-ジエチル-*p*-フェニレンジアミン硫酸塩1.0 gをメノウ乳鉢中で粉砕し，これに無水硫酸ナトリウム（Na_2SO_4）24 gを加え，結晶粒を粉砕しない程度に混和する．この試薬は，白色瓶に入れて冷暗所に保存する．

② リン酸二水素カリウム（KH_2PO_4）27.22 gを無炭酸精製水に溶かして1000 mLとし，0.2 mol/L KH_2PO_4溶液とする．水酸化ナトリウム（NaOH）8.00 gを無炭酸精製水に溶かして1000 mLとし，0.2 mol/L NaOH溶液とする．

　リン酸緩衝液（pH 6.5）：0.2 mol/L KH_2PO_4溶液100 mLおよび0.2 mol/L NaOH溶液35.4 mLを混合したのち，これに1,2-シクロヘキサンジアミン四酢酸（1水塩）0.13 gを溶かして調整する．

③ Acid Red 265標準液：105～110℃で3～4時間乾燥させ，デシケーター中で放冷した

C.I.Acid Red 265 [2]（$N\text{-}p\text{-}$トリルスルホニル H 酸）0.329 g を精製水に溶かして 1000 mL とする．この Acid Red 265 標準原液を精製水で 10 倍にうすめて調整する．

④ **残留塩素標準比色列**（図 2-23）：Acid Red 265 標準液および水を表 2-4 に従って共栓付き比色管にとり，混合する．この標準比色列は，密栓して暗所に保存する．

［器　具］

① **共栓付き比色管**：容量 50 mL のもの

［試料の採取および保存］

試料は，精製水で洗浄したガラス瓶に採取し，ただちに試験する．

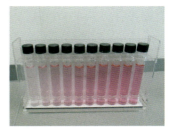

図 2-23　残留塩素標準比色列

表 2-4　残留塩素標準比色列

残留塩素（mg/L）	Acid Red 265 標準液（mL）	精製水（mL）
0.05	0.5	49.5
0.1	1.0	49.0
0.2	2.0	48.0
0.3	3.0	47.0
0.4	4.0	46.0
0.5	5.0	45.0
0.6	6.0	44.0
0.7	7.0	43.0
0.8	8.0	42.0
0.9	9.0	41.0
1.0	10.0	40.0
1.1	11.0	39.0
1.2	12.0	38.0
1.3	13.0	37.0
1.4	14.0	36.0
1.5	15.0	35.0
1.6	16.0	34.0
1.7	17.0	33.0
1.8	18.0	32.0
1.9	19.0	31.0
2.0	20.0	30.0

1 水質

[試験操作]

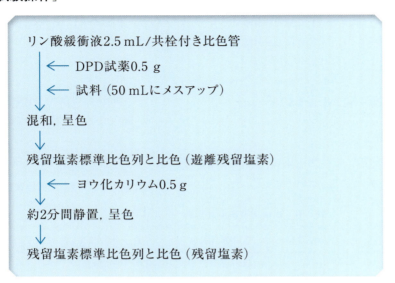

① 遊離残留塩素濃度の測定

リン酸緩衝液2.5 mLを共栓付き比色管にとり，これにDPD試薬0.5 gを加える．次に，試料を加えて50 mLとし，混和後，呈色を残留塩素標準比色列と側面から比色して，試料中の遊離残留塩素の濃度を求める．

② 残留塩素濃度の測定

①で発色させた溶液に，ヨウ化カリウム約0.5 gを加えて溶かし，約2分間静置後の呈色を残留塩素標準比色列と側面から比色して，試料中の残留塩素の濃度を求める．

③ 結合残留塩素濃度の測定

残留塩素の濃度と遊離残留塩素の濃度との差から，試料中の結合残留塩素の濃度を算定する．

注釈

1) 本法は，DPD試薬を酸化して生成するセミキノン中間体による橙赤色の呈色（図2-24）について，残留塩素標準比色列と比較することによって，遊離残留塩素および残留塩素を定量する方法である．DPD酸化比色法で調製する標準比色液は変色しやすく，試験操作のたびに調製する必要があるため，これにかわる簡易法として，残留塩素標準比色列による目視法は手軽に頻繁に残留塩素を測定するのに適している．

本法ではC.I.Acid Red 265標準溶液を用いて各残留塩素濃度に相当する残留塩素標準比色列を作成するが，この標準比色列に，比色板や比色窓を用いる残留塩素簡易測定キットが各社から販売されている．

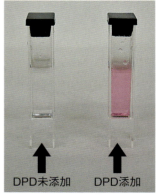

図2-24 DPD試薬の残留塩素による反応

2) C.I. Acid Red 265は，510 nm付近と550 nm付近付近に二峰性の極大吸収を示す赤色色素であり，その吸収スペクトルは，DPD試薬の呈色で得られるセミキノン中間体に類似しており，色調が似ている．

2. 電流法[1]　　（告示第318号　別表第2）

[試　薬]

① **0.1 mol/L チオ硫酸ナトリウム（$Na_2S_2O_3$）溶液**[2]：次の操作により0.1 mol/L $Na_2S_2O_3$溶液のファクター（f_1）を求める．

　　0.017 mol/L ヨウ素酸カリウム（KIO_3）溶液[3] 25 mLを共栓付き三角フラスコにとり，ヨウ化カリウム（KI）2 gおよび硫酸（H_2SO_4）（1＋5）5 mLを加えてただちに密栓し，静かに振り混ぜたのち，暗所に5分間静置し，さらに精製水100 mLを加える．次に，0.1 mol/L $Na_2S_2O_3$溶液を用いて滴定し，液の黄色が薄くなってから1〜2 mLのでんぷん溶液[4]を指示薬として加え，液の青色が消えるまでさらに滴定する．別に，同様に操作して空試験を行い，補正した0.1 mol/L $Na_2S_2O_3$溶液のmL数aから次式によりファクターを算定する．

$$\text{ファクター}(f_1) = \frac{20}{a}$$

② **0.0141 mol/L ヨウ素溶液**：KI 20 gを精製水20 mLに溶かし，0.05 mol/L ヨウ素溶液[5] $141 \times 2/f_2$ mL（f_2は0.05 mol/L ヨウ素溶液のファクター[6]）を加え，さらに精製水を加えて1000 mLとする．この溶液は，褐色瓶に入れて暗所に保存する．

③ **0.00282 mol/L フェニルアルセノオキサイド溶液**：フェニルアルセノオキサイド（酸化フェニルヒ素）0.8 gを1.2 ％ 水酸化ナトリウム（NaOH）溶液150 mLに溶かす．この溶液110 mLに精製水800 mLを加えて混合し，さらに塩酸（HCl）（1＋10）でpH値を6.0〜7.0とし，次の操作によりフェニルアルセノオキサイド溶液のファクター（f_3）を求める．

　　0.0141 mol/L ヨウ素溶液1 mLをメスフラスコにとり，精製水を加えて200 mLとする．この一定量（V mL）をとり，電流滴定器を使用して0.00282 mol/Lフェニルアルセノオキサイド溶液を用いて滴定する．これに要したフェニルアルセノオキサイド溶液のmL数cから，次式によりファクター（f_3）を算定する．

$$\text{ファクター}(f_3) = \frac{0.0141}{0.00282 \times c} \times \frac{V}{200}$$

　　次いで，0.00282 mol/L フェニルアルセノオキサイド溶液 $1000/f_3$ mLをメスフラスコにとり，精製水を加えて1000 mLとする．この溶液1 mLは，有効塩素0.2 mgを含む量に相当する．
　　この溶液にクロロホルム1 mLを加え，褐色瓶に入れて暗所に保存する．

④ **リン酸緩衝液（pH 7）**：リン酸二水素カリウム25.4 gおよびリン酸一水素ナトリウム（Na_2HPO_4）34.1 gを精製水800 mLに溶かし，1 %（w/v）次亜塩素酸ナトリウム（NaClO）溶液を遊離残留塩素が検出される程度に加え，さらに精製水を加えて1000 mLとし，4〜5日間暗所に静置する．次いで，直射日光にさらすか，5 %（w/v）亜硫酸ナトリウム（Na_2SO_3）溶液を用いて残留塩素を除去する．

⑤ **酢酸緩衝液（pH 4）**：酢酸（CH_3COOH）480 gおよび酢酸ナトリウム・三水和物（$CH_3COONa \cdot 3H_2O$）243 gを精製水400 mLに溶かし，1 %（w/v）NaClO溶液を遊離残留塩

素が検出される程度に加え，さらに精製水を加えて 1000 mL とし，4～5 日間暗所に静置する．次いで，直射日光にさらすか，5％（w/v）Na_2SO_3 溶液を用いて残留塩素を除去する．

⑥ **5％（w/v）KI 溶液**：KI 25 g を精製水に溶かして 500 mL とする．この溶液は，褐色瓶に入れて冷暗所に保存する．ただし，黄色を帯びたものは使用してはならない．

[装　置]

① 電流滴定器：容量 50 mL のもの

[試料の採取および保存]

試料は，精製水で洗浄したガラス瓶に採取し，ただちに試験する．

[試験操作]

```
①遊離残留塩素の濃度の測定
試料/三角フラスコ
  ↓ ← リン酸緩衝液（pH 7）1 mL
電流滴定（0.00282 mol/L フェニルアルセノオキサイド溶液）

②残留塩素の濃度の測定
試料/三角フラスコ
  ↓ ← 5％（w/v）KI 溶液 1 mL
    ← 酢酸緩衝液（pH 4）1 mL
電流滴定（0.00282 mol/L フェニルアルセノオキサイド溶液）
```

① **遊離残留塩素の濃度の測定**

適量の試料にリン酸緩衝液（pH 7）1 mL を加え，電流滴定器を使用して 0.00282 mol/L フェニルアルセノオキサイド溶液を用いて滴定[7]する．これに要した 0.00282 mol/L フェニルアルセノオキサイド溶液の mL 数 d から次式により，試料中の遊離残留塩素の濃度を算定する．

$$遊離残留塩素（mg/L） = d \times 0.2 \times \frac{1000}{試料（mL）}$$

② **残留塩素の濃度の測定**

適量の試料に 5％（w/v）KI 溶液 1 mL および酢酸緩衝液（pH 4）1 mL を加えたのち，電流滴定器を用いて ① と同様に操作して，試料中の残留塩素の濃度を算定する．

③ **結合残留塩素の濃度の測定**

残留塩素の濃度と遊離残留塩素の濃度との差から，試料中の結合残留塩素の濃度を算定する．

注釈

1) 本法は，酸性溶液中において残留塩素によりKIを酸化させてヨウ素を遊離させ，その遊離したヨウ素について，フェニルアルセノオキサイド（酸化フェニルヒ素）を用いて電流滴定するものである．

2) $Na_2S_2O_3 \cdot 5H_2O$ 26 gおよび炭酸ナトリウム（Na_2CO_3）0.2 gを無炭酸精製水に溶かして1000 mLとし，イソアミルアルコール約10 mLを加えて振り混ぜ，2日間静置する．調製試薬が市販されている．

3) KIO_3を120～140℃で1.5～2時間乾燥させ，デシケーター中で放冷したのち，その3.567 gを精製水に溶かして1000 mLとする．調製試薬が市販されている．

4) 可溶性でんぷん1 gを精製水約100 mLとよく混ぜながら，加熱した精製水200 mL中に加え，約1分間煮沸後，放冷する．ただし，濁りがある場合は上澄み液を使用する．この溶液は，使用のつど調製する．調製試薬が市販されている．

5) ヨウ素約13 gおよびKI 20 gを精製水20 mLに溶かしたのち，さらに精製水を加えて1000 mLとする．この溶液は，褐色瓶に入れて暗所に保存する．調製試薬が市販されている．

6) 0.05 mol/L ヨウ素溶液25 mLを三角フラスコにとり，0.1 mol/L $Na_2S_2O_3$溶液を用いて滴定し，液の黄色が薄くなってから1～2 mLのでんぷん溶液を指示薬として加え，液の青色が消えるまでさらに滴定する．これに要した0.1 mol/L $Na_2S_2O_3$溶液のmL数bから，次式によりファクター（f_2）を算定する．

$$ファクター(f_2) = b \times \frac{f_1}{25}$$

この式において，f_1は$Na_2S_2O_3$溶液（0.1 mol/L）のファクターを表す．

7) 測定を行わないときも，電極部は常に水に浸しておく．

3. 吸光光度法[1] （告示第318号 別表第3）

[試薬]

① **DPD試薬**：(10) 遊離残留塩素 1.ジエチル-p-フェニレンジアミン法（DPD法）[試薬]①（p.94）と同じ

② **リン酸緩衝液（pH 6.5）**：(10) 残留遊離塩素 1.ジエチル-p-フェニレンジアミン法（DPD法）[試薬]②（p.94）と同じ

③ **希釈水**：精製水1 Lに塩素水（塩素濃度約50 mg/L）約3 mLを加えたのち，直火で煮沸するか，紫外線または太陽光線を照射して残留塩素を除く．

④ **0.01 mol/L $Na_2S_2O_3$溶液**：(10) 遊離残留塩素 電流法[試薬]①に示した0.1 mol/L $Na_2S_2O_3$溶液を精製水で10倍に希釈する．次の操作により0.01 mol/L $Na_2S_2O_3$溶液のファクター（f_4）を求める．

0.0017 mol/L KIO_3溶液[2] 25 mLを共栓付き三角フラスコにとり，KI 2 gおよびH_2SO_4（1＋5）5 mLを加えてただちに密栓し，静かに振り混ぜたのち，暗所に5分間静置し，さらに精製水100 mLを加える．次に，0.01 mol/L $Na_2S_2O_3$溶液を用いて滴定し，液の黄色が薄くなってから1～2 mLのでんぷん溶液[3]を指示薬として加え，液の青色が消えるまでさらに滴定する．別に，同様に操作して空試験を行い，補正した0.01 mol/L $Na_2S_2O_3$溶液

の mL 数 e から次式によりファクター (f_4) を算定する.

$$ファクター(f_4) = \frac{25}{e}$$

⑤ **標準塩素水**：浄水処理において液体塩素を用いている場合は，有効塩素濃度約5％のNaClO溶液にH_2SO_4(1+4)を滴加して発生した塩素ガスを精製水に吸収させて，塩素水を調製する．NaClOを用いる場合は，NaClO溶液を精製水で希釈して塩素水を調製する．その他の塩素剤で処理している場合は，その塩素剤を精製水に溶かして塩素水を調製する．次の操作により塩素水の有効塩素を測定する．

塩素水100 mLをフラスコにとり，KI 1 g，H_2SO_4(1+5) 5 mLおよびでんぷん溶液[3] 5 mLを加え，ここに生じた青色が消えるまで0.1 mol/L $Na_2S_2O_3$溶液でただちに滴定する．析出したヨウ素量が多い場合は，でんぷん溶液を加える前に0.1 mol/L $Na_2S_2O_3$溶液を塩素水の褐色が淡黄色になるまで加え，次いででんぷん溶液5 mLを加え，上記と同様に滴定する．滴定に要した0.1 mol/L $Na_2S_2O_3$溶液のmL数gから，次式により塩素水に含まれる有効塩素の量（mg/L）を算定する．

$$有効塩素（mg/L）= 3.545 \times g \times f_1 \times \frac{1000}{試料（mL）}$$

この式において，f_1は0.1 mol/L $Na_2S_2O_3$溶液のファクターを表す．

有効塩素濃度を測定した塩素水を約50 mg/Lになるように希釈水で薄め，これを標準塩素水とする．50 mg/Lに調製した場合は，その1 mLは有効塩素0.05 mgを含む．

標準塩素水は，使用のつど，その有効塩素濃度を測定する．

［器具および装置］

① 共栓付き比色管：容量50 mLのもの
② 光電分光光度計

［試料の採取および保存］

試料は，水で洗浄したガラス瓶に採取し，ただちに試験する．

［試験操作］

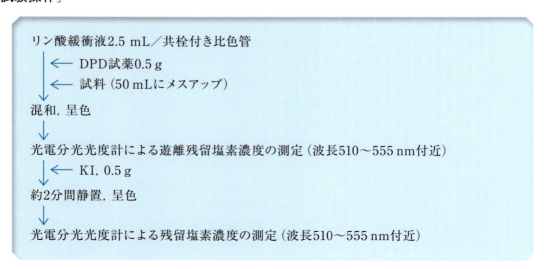

① 遊離残留塩素の濃度の測定

リン酸緩衝液2.5 mLを共栓付き比色管にとり，これにDPD試薬0.5 gを加える．次に，試料を加えて全量50 mLとし，混和後，呈色した試験溶液の適量を吸収セルにとり，光電分光光度計を用いて波長510～555 nm付近[4]における吸光度を測定し，作成した検量線から試料中の遊離残留塩素の濃度を求める．ただし，試料を測定するときの波長と検量線を作成するときの波長は，同一の波長とする．

② 残留塩素濃度の測定

①で発色させた溶液にKI約0.5 gを加えて溶かし，約2分間静置後，①と同様に測定して試料中の残留塩素の濃度を求める．

③ 結合残留塩素濃度の測定

残留塩素の濃度と遊離残留塩素の濃度との差から，試料中の結合残留塩素の濃度を算定する．

［検量線の作成］

標準塩素水に希釈水を加えて段階的に標準列を調製し，ただちにそれぞれの標準列について①と同様に操作して吸光度を測定すると同時に，(10) 遊離残留塩素 2.電流法［試験操作］①（p.98）の操作または次の操作により，それぞれの標準列の遊離残留塩素の濃度を求め，それを基準として検量線を作成する．

それぞれの標準列の塩素水100 mLをフラスコにとり，KI 1 g，H_2SO_4（1＋5）5 mLおよびでんぷん溶液[3] 5 mLを加え，ここに生じた青色が消えるまで0.01 mol/L $Na_2S_2O_3$溶液で，ただちに滴定する．もし，析出したヨウ素量が多い場合は，でんぷん溶液を加える前に0.01 mol/L $Na_2S_2O_3$溶液を塩素水の褐色が淡黄色になるまで加え，次いででんぷん溶液5 mLを加え，上記と同様に滴定する．滴定に要した0.01 mol/L $Na_2S_2O_3$溶液のmL数hから次式により，それぞれの標準列の塩素水に含まれる遊離残留塩素の濃度（mg/L）を算定する．

$$遊離残留塩素（mg/L） = 0.3545 \times h \times f_4 \times \frac{1000}{試料（mL）}$$

この式においてf_4は，0.01 mol/L $Na_2S_2O_3$溶液のファクターを表す．

注 釈

1) 本法は，DPD試薬を酸化して生成するセミキノン中間体による橙赤色の呈色について，波長510～555 nm付近の吸光度で測定し，試料中の残留塩素を求める方法である．

2) 0.017 mol/L KIO_3溶液（10）遊離残留塩素 2.電流法［試薬］① p.97参照）を精製水で10倍に希釈する．

3) 1%（w/v）でんぷん溶液（10）遊離残留塩素 2.電流法［試薬］① p.97参照）を用いる．
510 nmの吸光度値は550 nmよりわずかに小さいが，510 nmのほうが経験的に測定精度がよいとされている．

4) 510 nmの吸光度値は550 nmよりわずかに小さいが，510 nmのほうが経験的に測定精度がよいとされている．

(11) 外　観

学校環境衛生基準「雑用水の水質」の検査項目の1つに外観がある．
外観は，濁度，色度，浮遊物あるいは沈殿物などの予試験となるほか，溶存物質の種類を予測することもできる．

| 基　準 | ほとんど無色透明であること |

1. 官能法

[**試験操作**[1]]

　　無色ガラス瓶の中の試料について，沈殿物の有無，濁り，色，その他の状態を目視により観察する．

注 釈

1) 外観は日光，振動，かくはん，温度などによって変化するもので，試料採取後の運搬，保存状態に注意し，速やかに試験を行わなければならない．
　　濁度が多い場合の色調の観察は試料全体ばかりでなく，上清の色と程度，浮遊物，泡立ちあるいは沈殿物の色調についても観察する．

第3 水泳プールに係る試験法

1 水 質

1 試料の採取および保存の基本事項

　試料の採取は，水質試験の第一歩であり，正確で信頼性の高い水質試験結果を得るうえで最も重要なことの一つであり，学校薬剤師自らが行うことが望ましい．一般に，採取した試料はそのプール全体の特定箇所を示すだけであり，その水質試験の結果は，採取時のある地点の限られた一断面を示すにすぎない．試料の採取において重要な点は，そのプール全体の水質を反映する代表試料となるよう最も適切な箇所を選択することであり，次のような注意が必要である．

1）試験の目的とする試料が正しく得られる場所で採取する．
2）採取後試験に取りかかるまでの間に，外部から他の物質が混入することや水質の変化を受けないよう，採取容器，採取方法，運搬，保存方法などに十分注意する．
3）試料採取方法について試験方法で特に指定のある場合には，その規定に従って採取する．
4）試料の採取量は，試験を行う項目，試験方法，成分濃度，基準値などによって変わってくるが，各試験に必要な量の約2倍量を採取することを原則とする．
5）採水場所は，長方形のプールではプール内の対角線上のほぼ等間隔の位置で，水面下約20 cm付近の3カ所以上を原則とする．
　ただし，遊離残留塩素の採水場所（測定点）は，プール内の対角線上のほぼ等間隔の位置で3カ所以上の水面下と，約20 cm付近と，循環ろ過装置の取水口付近とし，現場で測定する．

1）理化学的試験用試料

（1）試料の容器

　採水瓶[1]は，容量約500 mLの清浄な無色ねじ口硬質ガラスまたはポリエチレン製の瓶を，よく洗って使用する．総トリハロメタン用の採水瓶は，容量40〜100 mLのもので，ポリテトラフルオロエチレン（PTFE）張りのキャップをした，ねじ口硬質ガラス製の瓶を使用する．
① **ねじ口硬質ガラス瓶**：試料の変質が比較的少ないが，破損しやすいため，多量の試料の運搬には不便である．
② **ポリエチレン瓶**：破損しにくく軽便で耐薬品性に優れているために，多く用いられている．

（2）採取方法

　洗浄した試料容器を試料で2〜3回共洗いし，満水になるように採取する．
　なお，試料採取時には，採水瓶に整理番号を付すとともに，次の事項を記載したラベルを

貼付する．
① 試料の名称
② 採取年月日，時刻
③ 気温，水温
④ 採水者の氏名

また，その他現場で観察した事項，検査した事項などを記録する．
① 前日および当日の天候
② 外観
③ 臭気
④ pH値
⑤ 遊離残留塩素
⑥ その他必要事項

（3）試料の採取量

試料の採取量は，試験を行う項目，試験方法，成分濃度，基準値などによって変わる．

試料採取量は，各項目において必要な最大量を示している．各試験に必要な量の約2倍量を採取しておくとよいが，多項目を試験する場合には，試験溶液が共通していることもあるので試料採取量を減らすことができる．

（4）試料の保存および運搬

採取した試料は，遊離残留塩素，水温などを現場で試験する．他の項目の試験も採取後速やかに行うことを原則とするが，速やかにできない場合は，試験項目に定めた方法で保存のための処理を行ったのち，破損しないように運搬する．

試験室に持ち帰った試料は，微生物による分解，酸化などによる変化を避けるため，冷暗所（1～10℃）に保存する．

> **注釈**
>
> 1) 理化学的試験用試料として精密な試験が求められる場合には，試料容器としては，その容器からの重金属の溶出を避けるために，最初に希釈した硝酸（HNO_3）を入れて一夜放置する．次いで精製水で十分洗浄したのち，使用に供する．
>
> 硬質ガラス瓶を使用した場合，アルミニウム，シリカ，ナトリウム，カリウム，ホウ素，アンチモン，ヒ素，亜鉛，鉛などが微量ではあるが溶出したり，試料中のフッ化物イオンなどと反応するおそれがあるので注意する必要がある．
>
> 製品によってはモリブデン，クロム，チタンなどが溶出したり，異臭味を生じることがある．また，重金属，リン酸イオン，有機物などを吸着することがある．さらに，通気性があるため，長期保存を行うと水が蒸発して濃縮されたり，透光性があるため，藻類などが長期保存中に繁殖しやすいなど，試験の目的によっては好ましくない場合もある．

2）細菌試験用試料

（1）試料の容器

① **採水瓶**[1]：原則として，容量約120 mL 以上で洗浄，滅菌ができ，かつ試験終了まで汚染せずに保存できる良質の共栓ガラス瓶を用い，その栓と首部をアルミ箔または適当な紙で覆い，乾熱滅菌あるいは高圧蒸気滅菌を行う．滅菌した採水瓶を運搬するには容器に入れて外部からの汚染を防ぐようにする．残留塩素を含む試料を採取するときには，あらかじめ試料100 mL 当たりチオ硫酸ナトリウム（$Na_2S_2O_3$）粉末0.02～0.05 g を入れて高圧蒸気滅菌した採水瓶を用いる．

（2）採取方法[2]

容器の口やフタの内側に触れないよう，採取者からの汚染がないよう注意して採取する．

（3）試料の保存および運搬

試料は採取後ただちに試験に供することを原則とする．運搬を必要とする場合には，採水瓶は必ず冷却剤などを用いて保冷し，速やかに試験する．速やかに試験できない場合は，冷暗所に保存し，12時間以内に試験に供し，試料採取後の経過時間を成績に付記する．

注 釈

1) 使用目的に合致した信頼できる滅菌済みの製品が市販されている場合，ガラス製，プラスチック製などの市販品を用いてもよい．$Na_2S_2O_3$粉末が入っている滅菌済みの製品もある．採水瓶の口部，栓の内側に手指，その他採水する水以外のものが触れた場合は，その採水瓶は使用しない．

2) 試料の採取量は，試料を振りやすくするために，採水瓶の肩口くらいまでにとどめる．残留塩素を含む試料を採取したときは，採取直後に十分振り混ぜ，添加してある$Na_2S_2O_3$の濃度を均一にする．細菌試験用の採水では試料水による「共洗い」を行ってはならない．

大腸菌試験に要する試料の最少量は100 mL であるから，一般細菌試験用と合わせて少なくとも120 mL 以上を採取する．

2 各試験法

（1）有機物等（過マンガン酸カリウム消費量）

有機物等（過マンガン酸カリウム消費量）は，身体の汚れ，主に垢等の有機物による汚染の指標として用いられている。過マンガン酸カリウム（$KMnO_4$）消費量とは，水中の酸化されやすい物質によって消費される$KMnO_4$の量をいう．

しかし，有機物のほか，鉄（Ⅱ）塩，亜硝酸塩，硫化物などの還元性無機物質も$KMnO_4$を消費する．本法で用いた酸性酸化法では，糖類やアルコール類などに比べて，タンパク質やアミノ酸などの含窒素有機化合物に対する酸化力が弱い．

$KMnO_4$消費量の高い水を塩素処理すると，トリハロメタンが生成しやすい．

基　準	12 mg/L以下であること

1. 滴定法による定量[1]　（告示第261号 別表第45）

[試　薬]

① 硫酸（H_2SO_4）（1＋2）：水2容量にH_2SO_4 1容量をかき混ぜながら徐々に加えた後，水浴上で温めながら0.5％（w/v）$KMnO_4$溶液を微紅色が消えずに残るまで滴下する．
② 沸騰石[2]
③ 0.005 mol/L シュウ酸ナトリウム（$Na_2C_2O_4$）溶液[3]：褐色瓶中に保存し，約1カ月以上経過したものは使用してはならない．
④ 0.002 mol/L $KMnO_4$溶液[4,5]：褐色瓶中に保存し，本溶液は使用の都度ファクター（標定）を測定する．

[標　定]

精製水100 mL／三角フラスコ300 mL
　　←　H_2SO_4（1＋2）5 mL
　　←　0.002 mol/L $KMnO_4$溶液 5 mL
　　←　沸騰石 数個
　　←　5分間煮沸
　　←　0.005 mol/L $Na_2C_2O_4$溶液 10 mL
溶液の色相：無色
　　←　0.002 mol/L $KMnO_4$溶液（60〜80℃を保ちながらビュレットで滴定）
溶液の色相：微紅色（15秒間持続）
　　←　H_2SO_4（1＋2）5 mL
　　　　0.002 mol/L $KMnO_4$溶液 5 mL
　　←　5分間煮沸
　　←　0.005 mol/L $Na_2C_2O_4$溶液 10 mL
溶液の色相：無色
　　←　0.002 mol/L $KMnO_4$溶液で滴定（60〜80℃を保ちながらビュレットで滴定）
終末点での溶液の色相：微紅色（15秒間持続），滴定値 a mL
標定の結果，0.002 mol/L $KMnO_4$溶液のファクター（f）が1以下になること

精製水 100 mL を 300 mL 三角フラスコにとり，H_2SO_4（1＋2）5 mL および 0.002 mol/L $KMnO_4$ 溶液 5 mL を加え，数個の沸騰石を入れて 5 分間煮沸したのち，ただちに 0.005 mol/L $Na_2C_2O_4$ 溶液 10 mL を加えて脱色し，次いで溶液に微紅色がわずかに消えずに残るまで，ビュレットを用いて 0.002 mol/L $KMnO_4$ 溶液を滴下する[6]．

次に，これに H_2SO_4（1＋2）5 mL および 0.002 mol/L $KMnO_4$ 溶液 5.0 mL を正確に加えて 5 分間煮沸したのち，前回と同様に 0.005 mol/L $Na_2C_2O_4$ 溶液 10.0 mL を正確に加え，ただちにビュレットを用いて 0.002 mol/L $KMnO_4$ 溶液で，微紅色がわずかに消えずに残るまで滴定し，これに要した 0.002 mol/L $KMnO_4$ 溶液の mL 数（a）から次式により，0.002 mol/L $KMnO_4$ 溶液のファクター（f）を算出する[7]．

$$\text{ファクター}(f) = \frac{10}{a+5}$$

［器具および装置］

① **清浄三角フラスコ**：あらかじめよく洗った 300 mL 三角フラスコに，精製水 100 mL，H_2SO_4（1＋2）5 mL，0.002 mol/L $KMnO_4$ 溶液 10 mL を加え，数個の沸騰石を入れて約 5 分間煮沸する．

次に，0.005 mol/L $Na_2C_2O_4$ 溶液 10 mL を加えて脱色し，直ちに 0.002 mol/L $KMnO_4$ 溶液を微紅色がわずかに消えずに残るまで滴下したのち，フラスコを注意しながら傾け，沸騰石がフラスコ中に残るようにして液を捨て，ただちに試験する．

［試料の採取および保存］

試料は洗浄したガラス瓶またはポリエチレン瓶に採取し，速やかに試験する．速やかに試験できない場合は，冷暗所に保存し，24 時間以内に試験する．

［試験操作］[8]

```
試料 100 mL／清浄三角フラスコ 300 mL
  │← H₂SO₄（1＋2）5 mL
  │← 0.002 mol/L KMnO₄ 溶液 10.0 mL
  │← 5 分間煮沸
  │← 0.005 mol/L Na₂C₂O₄ 溶液 10.0 mL
  ▼
溶液の色相：無色
  │
  │← 0.002 mol/L KMnO₄ 溶液（60〜80℃を保ちながらビュレットで滴定）
  ▼
終末点での溶液の色相：微紅色（15 秒間持続），滴定値 $b$ mL
```

試料100 mLを清浄三角フラスコにとり，H_2SO_4(1＋2) 5 mLを加え，0.002 mol/L $KMnO_4$ 溶液10.0 mLを正確に加え，5分間煮沸[9]したのち，ただちに0.005 mol/L $Na_2C_2O_4$ 溶液10.0 mLを正確に加えて脱色させ，0.002 mol/L $KMnO_4$ 溶液を用いて，液の微紅色がわずかに消えずに残るまで滴定する[10]．

0.002 mol/L $KMnO_4$ 溶液の最初に加えた量（10.0 mL）と，滴定に要した量との合計のmL数（b）を求め，次式によって試料1 L中の$KMnO_4$ 消費量を算出する．

$$過マンガン酸カリウム消費量（KMnO_4\ mg/mL）= 0.316(bf-10) \times \frac{1000}{試料量［mL］}$$

f：0.002 mol/L $KMnO_4$ 溶液のファクター

［廃 液］

滴定が終了して，ビュレットに残った$KMnO_4$ 溶液は，「一般重金属廃液」としてポリ容器に保管廃棄する．

注 釈

1) 本法の測定原理は，硫酸酸性にした試料水に一定量の$KMnO_4$ を加えて被酸化性物質を酸化し，

$$MnO_4^- + 8H^+ + 5e^- \rightarrow Mn^{2+} + 4H_2O$$

未反応のMnO_4^- を一定過剰量の$Na_2C_2O_4$ を加えて分解し，

$$2MnO_4^- + 5C_2O_4^{2-} + 16H^+ \rightarrow 2Mn^{2+} + 10CO_2 + 8H_2O$$

さらに，残存する$C_2O_4^{2-}$ を$KMnO_4$ で逆滴定するものである（図3-1）．

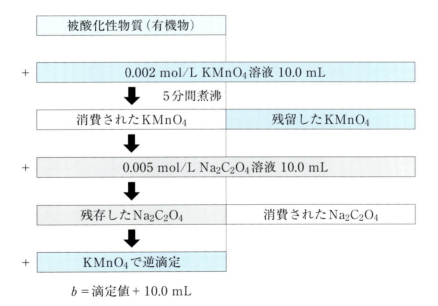

図3-1 逆滴定法による$KMnO_4$ 消費量の定量原理

2) 粒径2～3 mm程度の沸騰石を用い，2％水酸化ナトリウム（NaOH）溶液中で30分間煮沸し，pH試験紙を用いてH_2SO_4(1＋15)で中和したのち，精製水でよく洗って105～110℃で乾燥

したものを用いるとよい．広口瓶中に保存する．

3) あらかじめ150～200℃で1～1.5時間乾燥し，硫酸デシケーター中で放冷した$Na_2C_2O_4$ 0.670 gを1Lメスフラスコにとり，精製水で溶かして全量を1000 mLとする．調製試薬が市販されている．

4) $KMnO_4$ 0.316 gを2L三角フラスコにとり，精製水約1050 mLを加えて溶かし，MnO_2の共存を防ぐため1～2時間静かに煮沸して1夜暗所に静置したのち，上澄液をガラスろ過器3G4でろ過して調製する．調製試薬が市販されている．

5) $KMnO_4$溶液は酸性では不安定で，次式によって分解する．

$$4MnO_4^- + 4H^+ \rightarrow 4MnO_2 + 3O_2 + 2H_2O$$

　高純度の水溶液は安定で，長期間ファクターはほとんど変わらない．しかし，自己分解によって生じたMnO_2や光によって分解が促進され，特に希薄溶液の場合には分解が速い．したがって保存には，MnO_2を共存させないこと，清浄な褐色瓶に入れることが大切である．

6) これはフラスコの洗浄操作で，容器や沸騰石に付着した被酸化性物質を除くための操作である．試験操作で用いるフラスコも同様に洗浄し，内容物を捨てたものを用いる．

7) $KMnO_4$溶液のファクターは1以下でなければならない．ファクターが1以上であると，$KMnO_4$消費量の少ない試料では$Na_2C_2O_4$溶液を加えても脱色せず，滴定ができなくなる．

8) $KMnO_4$による被酸化性物質の酸化率は，酸化剤の濃度，反応時間あるいは反応温度などの因子によって影響を受けるので，これらの条件をできるだけ一定にしなければならない．

9) 試料溶液が沸騰し始めてから5分間正確に煮沸する．図3-2は電熱器を用いて試料溶液を加熱しているようすを示している．金網上で加熱する場合は，加熱開始後5分程度の間に煮沸を始めるようにバーナーの火を調節するとよい．

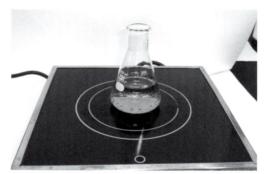

図3-2　電熱器による試料溶液の煮沸

10) $KMnO_4$で滴定する際には，温度を60～80℃に保つようにして，短時間で終了しなければならない．温度が高すぎると$KMnO_4$の自己分解が起こり，また低すぎるとシュウ酸との反応速度が遅くなる．反応の終末点の微紅色は少なくとも15秒以上持続することが必要である．

　$KMnO_4$の酸化力は，反応によってその濃度が減少すると低下するので，反応後に残存する過剰の$KMnO_4$が添加量の40％以上であることが望ましい．したがって，滴定に要する0.002 mol/L $KMnO_4$の量が5 mL以上となったときは，試料を蒸留水で希釈したものについて再度試験を行うとよい．

（2）総トリハロメタン

　総トリハロメタンとは，浄水過程で水中のフミン質（植物成分などが微生物により分解・縮合して生成するフミン酸やフルボ酸などの有機物質）と，消毒剤の遊離残留塩素が反応して生成する副生成物であるクロロホルム（$CHCl_3$），ブロモジクロロメタン（$CHBrCl_2$），ジブロモクロロメタン（$CHBr_2Cl$），ブロモホルム（$CHBr_3$）の4種類の濃度の総和をいう．

基　準	0.2 mg/L以下であることが望ましい．

1. パージ・トラップ-ガスクロマトグラフ/質量分析計による一斉分析法[1]
（告示第261号　別表第14，総トリハロメタンのみ抜粋）

［試　薬］

① **内部標準液**[2)3)]：フルオロベンゼンおよび4-ブロモフルオロベンゼン各0.500 gを量り，メチルアルコール（CH_3OH）10 mLを入れた別々のメスフラスコにとり，CH_3OHを加えて全量100 mLとする．これらの内部標準原液[4)]は，調製後ただちに液体窒素などで冷却しながら1～2 mLのアンプルに小分けし，封入して冷凍保存する．

　内部標準原液をCH_3OHで40倍（内部標準液A）および400倍（内部標準液B）に希釈する．この標準液1 mLは，フルオロベンゼンまたは4-ブロモフルオロベンゼンをA液では0.125 mg，B液では0.0125 mgを含む．2種類の内部標準物質を使用する場合，メチルアルコール少量を入れた1つのメスフラスコに2種類の内部標準原液を等量採取し，同様の希釈操作を行う．使用のつど調製する．

② **揮発性有機化合物標準液**：$CHCl_3$，$CHBrCl_2$，$CHBr_2Cl$および$CHBr_3$の各0.500 gを量り，少量のCH_3OHを入れた別々のメスフラスコにとり，CH_3OHを加えて全量10 mLとし，揮発性有機化合物標準原液とする．これらの標準原液[5)]は，調製後直ちに液体窒素等で冷却しながら1～2 mLのアンプルに小分けし，封入して冷凍保存する．

　CH_3OH 10 mLを入れたメスフラスコに揮発性有機化合物標準原液 各1 mLをとり，CH_3OHを加えて全量100 mLとする．この標準液1 mLは，$CHCl_3$，$CHBrCl_2$，$CHBr_2Cl$および$CHBr_3$をそれぞれ0.5 mgを含む．使用のつど調製する．

［装置および器具］

① **ねじ口瓶**：容量40～100 mLのもので，ポリテトラフルオロエチレン張りのキャップをしたもの
② **アンプル**：容量1～2 mLのもの
③ **パージ・トラップ装置**
　ⅰ）**パージ容器**：ガラス製で，5～25 mLの試料を処理できるもの
　ⅱ）**恒温槽**：30～40℃の範囲内で一定の温度に保持できるもの

ⅲ）**トラップ管**[6]：内径2mm以上，長さ5～30cmのもので，ステンレス管またはこの内面にガラスを被覆したものに，ポリ-2,6-ジフェニル-p-ジフェニレンオキサイド[7]，シリカゲルおよび活性炭を3層に充填したもの，またはこれと同等以上の吸着性能を有するもの

　　ⅳ）**脱着装置**：トラップ管を180～200℃の温度に急速に加熱できるもの

　　ⅴ）**クライオフォーカス装置**：内径0.32～0.53mmの溶融シリカ管で，-50～-120℃程度に冷却でき，かつ200℃まで加熱できるもの．ただし，クライオフォーカス操作を行わない場合，この装置を使用しなくてもよい．

④ **ガスクロマトグラフ／質量分析計**（図3-3）

　　ⅰ）**分離カラム**：内径0.20～0.53mm，長さ60～75mの溶融シリカ製のキャピラリーカラムで，内面に25％フェニル-75％ジメチルポリシロキサンを1μmの厚さに被覆したもの，またはこれと同等以上の分離性能を有するもの

　　ⅱ）**分離カラムの恒温槽**：対象物質の最適分離条件に設定できるもの．たとえば，40℃を1分間保持し，毎分3℃の速度で上昇させ230℃にできるもの

　　ⅲ）**検出器**：選択イオン測定（SIM）または，これと同等以上の性能を有するもの

　　ⅳ）**イオン化電圧**：電子イオン化法（EI法）で，イオン化電圧を70Vにしたもの

　　ⅴ）**キャリアーガス**：純度99.999％（v/v）以上のヘリウム（He）ガスまたは，これと同程度の感度を得られるもの

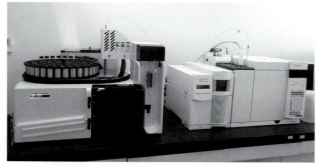

図3-3　パージ・トラップ-ガスクロマトグラフ／質量分析計

［試料の採取および保存］

　試料は，清浄なねじ口瓶を用いて泡立てないように採取し，pH値が約2となるように塩酸（HCl）（1+10）を試料10mLにつき1滴ほど加え，満水にして直ちに密栓し，速やかに試験する．速やかに試験できない場合は，冷暗所に保存し，24時間以内に試験する．なお，残留塩素が含まれている場合には，アスコルビン酸ナトリウム0.01～0.02gを加える．

［試験操作］

　試料／パージ容器
　　↓← 内部標準液B　2μL／試料5mL
　パージ・トラップ-ガスクロマトグラフ／質量分析計により測定

試料（対象物質の濃度が0.01 mg/Lを超える場合には，0.0001〜0.01 mg/Lとなるように希釈したもの）をパージ容器にとり，内部標準液Bを試料5 mLに対して2 μLの割合で注入する．次いで，パージ・トラップ装置およびガスクロマトグラフ/質量分析計を操作し，表3-1に示すそれぞれの揮発性有機化合物と内部標準物質とのフラグメントイオンのピーク高さまたはピーク面積の比を求め，作成した検量線から試料中の揮発性有機化合物の濃度を算定する．

表3-1　フラグメントイオン

揮発性有機化合物	フラグメントイオン（m/z）
$CHCl_3$	83，85，47
$CHBr_2Cl$	129，127，131
$CHBrCl_2$	83，85，47
$CHBr_3$	173，171，175
フルオロベンゼン ※	96，70
4-ブロモフルオロベンゼン ※	95，174，176

※内部標準物質

[検量線の作成][8]

　揮発性有機化合物混合標準液を段階的にメスフラスコにとり，それぞれに内部標準液A 1 mLを加え，さらにCH_3OHを加えて全量10 mLとする．段階的に調製した溶液を水[9] 5 mLに対して2 μLの割合でメスフラスコにとり，それぞれに水を加えて一定量とする．以下，試料と同様に操作して，それぞれの揮発性有機化合物と内部標準物質とのフラグメントイオンのピーク高さ，またはピーク面積の比を求め，それぞれの揮発性有機化合物の濃度との関係を求める．なお空試験として一定量の精製水[9]をとり，以下試料と同様に操作して，下限値を確認する．

注　釈

1) 本法では，図3-3に示すような装置を用い，試料を不活性ガスでばっ気（パージ）し，気相に分配した揮発性有機化合物をトラップ管に捕集する．次いで，トラップ管を急速に加熱し，揮発性有機化合物を脱着して直接ガスクロマトグラフ/質量分析計に導入するか，クライオフォーカス装置で冷却凝縮させたのちにガスクロマトグラフ/質量分析計に導入し，選択イオンモニタリング（SIM）法を用いて測定を行い，おのおのの選択イオンのクロマトグラムから揮発性有機化合物の濃度を求める．

2) 内部標準物質には，フルオロベンゼンおよび4-ブロモフルオロベンゼンのいずれか，または両方を使用する．フルオロベンゼンはクロマトグラムにおけるピークの保持時間が短く，4-ブロモフルオロベンゼンはピークの保持時間が長い．

3) 溶媒に用いるCH_3OHは，測定対象成分を含まないものを用いる．

4) 内部標準原液は1000 mg/L溶液として市販されている．
5) 揮発性有機化合物標準原液は1000 mg/L溶液として市販されている．
6) トラップ管は使用する前に230℃にして，Heガスを逆の方向から20～40 mL/分の流量で8時間以上流してエージングを行う．また，試料の測定ごとに，加熱脱着温度でトラップ間のベーキングを10分間以上行う．
7) ポリ-2,6-ジフェニル-p-ジフェニレンオキサイドには，TENAX-GC，TENAX-TAなどがあるが，精製が不十分であると，空試験時に芳香族炭化水素化合物が検出されることがある．
8) 検量線の作成に際しては，濃度のうすいものから測定する．高濃度の標準液を測定した場合，ブランク水を数回測定して影響のないことを確認しておく．
9) 測定対象成分(揮発性有機化合物)が含まれていなければ，市販の精製水またはミネラルウォーターなどを用いてもよい．

2. ヘッドスペース-ガスクロマトグラフ/質量分析計による一斉分析法[1]
（告示第261号 別表第15，総トリハロメタンのみ抜粋）

[試　薬]

1.パージ・トラップ-ガスクロマトグラフ/質量分析計による一斉分析法（p.111）に同じ

[装置および器具]

① 恒温槽：60～80℃の範囲内で一定の温度に保持できるもの

そのほかの装置および器具は1.パージ・トラップ-ガスクロマトグラフ/質量分析計による一斉分析法（p.111）に同じ

[試料の採取および保存]

1.パージ・トラップ-ガスクロマトグラフ/質量分析計による一斉分析法（p.112）に同じ

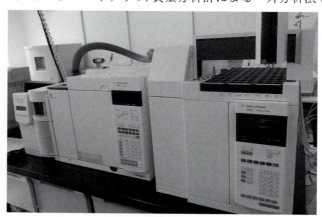

図3-4　ヘッドスペース-ガスクロマトグラフ/質量分析計

［試験操作］

> バイアル瓶（容量10〜100 mL）
> ← 塩化ナトリウム（NaCl）3 g/試料10 mL
> ← 試料（バイアル瓶容量に対して0.70〜0.85の割合）
> ← 内部標準液B　2 μL/試料10 mL
> ↓
> バイアル瓶の密封
> ← 恒温槽（60〜80℃）で30分間以上加温
> ↓
> ヘッドスペース-ガスクロマトグラフ/質量分析計により測定

　容量10〜100 mLのバイアル瓶に試料10 mLに対してNaCl[2)] 3 gを入れ，試料（含まれる対象物質の濃度が0.01 mg/Lを超える場合には，0.0001〜0.01 mg/Lとなるように水で希釈したもの）をバイアル瓶容量に対して0.70〜0.85の割合となるようにとり[3)]，内部標準液Bを検水10 mLに対して2 μLの割合で注入する．直ちにポリテトラフルオロエチレンシート，セプタム，アルミキャップをのせ，アルミキャップ締め器で密封する．次いで，バイアルを振り混ぜた後，恒温槽（60〜80℃）で30分間以上加温し[4)]，これを試験溶液とする．

　試験溶液の気相の一定量を，ガスクロマトグラフ/質量分析計（トラップ操作を行う場合にはトラップ管および脱着装置を接続したもの）に注入し，表3-2に示すそれぞれの揮発性有機化合物と，内部標準物質とのフラグメントイオンのピーク高さ，またはピーク面積の比を求め，作成した検量線から試料中の揮発性有機化合物の濃度を算定する．

表3-2　フラグメントイオン

揮発性有機化合物	フラグメントイオン（m/z）
$CHCl_3$	83，85，47
$CHBr_2Cl$	129，127，131
$CHBrCl_2$	83，85，47
$CHBr_3$	173，171，175
フルオロベンゼン ※	96，70
4-ブロモフルオロベンゼン ※	95，174，176

※内部標準物質

[検量線の作成]

1. パージ・トラップ-ガスクロマトグラフ/質量分析計による一斉分析法（p.113）と同様に検量線用試験溶液を作製し，バイアル瓶を用いて試料と同様に操作して検量線を作成する．

注釈

1) 本法は，図3-4に示すような装置を用い，試料をバイアル瓶に封じ込め，一定温度に放置してバイアル瓶内の試料上部（ヘッド）に空いた気相（スペース）が，気-液相平衡状態になったとき，その気相の揮発性有機化合物の一定量をシリンジで採取して，ガスクロマトグラフ/質量分析計に導入して測定することにより，揮発性有機化合物の濃度を求める方法である．
2) 塩析剤として用いるNaClの添加量により，検出感度が変動する．そのため，添加量は均一にする必要がある．
3) 液相に対する気相の割合を0.70～0.85の範囲で一定にすると，気相中の揮発性有機化合物の気-液平衡での分配率が安定しやすい．
4) 気-液平衡処理時の温度と時間は，検出感度に影響する．温度と加温時間は一定にした方がよい．

（3） 遊離残留塩素

遊離残留塩素は，次亜塩素酸（HClO）および次亜塩素酸イオン（ClO⁻）である。クロラミンのような結合残留塩素は殺菌力が弱いため，水泳プールの消毒には期待できない。

遊離残留塩素は消失しやすいため，現場においてプールの使用直前に測定するとともに，プール使用中に1時間に1回以上の頻度で測定する。また，水泳プール内の遊離残留塩素濃度が均一になるよう，その測定点はプール内の対角線上のほぼ等間隔の位置で3カ所以上の水面下約20 cm付近と，循環ろ過装置の取水口付近とする．

基　準	0.4 mg/L以上．1.0 mg/L以下が望ましい．

1. ジエチル-p-フェニレンジアミン法（DPD法）
（告示第318号　別表第1）：第2 飲料水等の水質に係る試験法 1.②(10)（p.94参照）に従う．

2. 電流法
（告示第318号　別表第2）：第2 飲料水等の水質に係る試験法 1.②(10)（p.97参照）に従う．

3. 吸光光度法
（告示第318号　別表第3）：第2 飲料水等の水質に係る試験法 1.②(10)（p.99参照）に従う．

（4） 一般細菌

基　準	200個（コロニー）mL以下

1. 標準寒天培地法

（告示法第261号　別表第1）：第2 飲料水等の水質に係る試験法　1.②(1)（p.69参照）に従う．

2 屋内プールの空気質

屋内プールにおいては空気中の二酸化炭素，塩素ガスを測定し，換気設備の使用状況およびその管理状況について調べ，照明領域内の数カ所を選定して照度を測定する．また，効果的な換気ができるよう，吸気の取入口および排気口の位置についても適切な配慮がされていることが必要である．

1 試料の採取

空気の採取場所[1]として，屋内プール全体の空気質を反映する代表試料となるよう，最も適切な箇所を選択することが重要である．

注釈

1) 屋内プールにおける空気試料の採取場所については明記されていないが，教室などの場合は，授業中等に適当な場所1カ所以上の机上の高さにおいて検査を行うこととされている．教室などの空気採取場所に準ずると，屋内プールの場合は，中央もしくはプールサイドの中央数カ所を選ぶことによって，屋内プール全体の空気質を反映する代表試料が得られると考えられる．また，塩素ガスは空気より比重が2.5と大きいため，拡散されたガスはやがて床面に沈下すること，また遊泳中に曝露されることを考慮すると，床面に近い高さで採取することによって，曝露濃度を反映できると考えられる．

2 各試験法

(1) 空気中の二酸化炭素

> **基準** 換気の基準として，二酸化炭素濃度は，1500 ppm以下であることが望ましい．

屋内プールの場合，換気設備の管理状態を調べるため，屋内プールにおいて適切な換気を行うための基準として，空気中の二酸化炭素（CO_2）濃度1500 ppm以下が望ましいとされている．この基準は，換気能力・状態の判断に用いるものであり，CO_2による健康への影響を意味するものではない．

[検査法]

① 検査回数

毎学年1回定期に行う．

② 検査場所

空気の採取場所として，屋内プール全体の空気質を反映する代表試料となるよう最も適切な箇所を選択する．

③ 検査方法

空気中のCO_2濃度を検知管で測定する．ただし，検知管は測定濃度範囲によって種類が異なっており，CO_2は1500 ppmの基準値を含む範囲が測定できるものを使用する．

検査方法の詳細は，第1-1.換気および保温等②(1)換気（二酸化炭素）〔検査方法〕(p.3参照)

[事後措置]

CO_2が1500 ppmを超えた場合は，換気の強化を行うようにする．

（2） 空気中の塩素ガス

基 準	0.5 ppm以下が望ましい．

塩素（Cl_2）ガスは沸点−34℃の緑黄色で，特有の刺激臭がある．Cl_2の有害作用は，呼吸器，眼，口腔などに対する組織破壊作用であり，これはCl_2による局所の塩素化作用，酸化作用，それに伴って生成する塩酸の腐食作用などに基づくものである．

Cl_2はその濃度によって不快感や有害性を示すため，検知管により濃度測定を行う．ただし，検知管は測定濃度範囲によって種類が異なっており，Cl_2は0.5 ppmの基準値を含む範囲が測定できるものを使用する．

日本産業衛生学会が平成14年に勧告した化学物質許容濃度において，Cl_2の最大許容濃度（常時この濃度以下に保つこと）は0.5 ppmとされている．これは，成人労働者が1日8時間，週間40時間程度，肉体的に激しくない労働強度で有害物質に曝露される場合に，当該有害物質の平均曝露濃度がこの数値以下であれば，ほとんど全ての労働者に健康上の悪い影響がみられないと判断される濃度とされている．このため，学校の屋内プールにおいても，このことを踏まえ，空気中のCl_2濃度は0.5 ppm以下が望ましいとされている．現時点でも日本産業衛生学会より勧告されている許容濃度は0.5 ppm（2017年度），ACGIHによる許容濃度（TLV：Threshold Limited Values）は0.5 ppm（2018）である．

Cl_2は曝露濃度により表3-3のような作用を示す．

表3-3 塩素ガス曝露濃度と作用

塩素ガス濃度（ppm）	作用
0.2～3.5	臭いを感ずるが，耐性が生じる．
1～3	軽度の粘膜刺激性あり，1時間以内に耐性が生じる．
5～15	上気道に中程度の刺激性あり．
30	直後より胸痛，嘔吐，呼吸困難，咳
40～60	肺炎，肺水腫
430	30分以上で致死的
1000	数分以内で致死的

財団法人 日本中毒情報センター 医師向け中毒情報より

〔検査回数および検査場所〕

① 検査回数
毎学年1回定期に行う．

② 検査場所
空気の採取場所として，屋内プール全体の空気質を反映する代表試料となるよう，最も適切な箇所を選択する．

〔検査方法〕

Cl_2は，検知管[1]を用いて測定する．Cl_2検知管には器具①および②に示す2種類がある．

検知管の使用に当たっては，測定濃度に応じた検知管を用いる．ただし，検知管は測定濃度範囲によって種類が異なっており，Cl_2は0.5 ppmの基準値を含む範囲が測定できるものを使用する．なお，検知管の濃度の読みは，訓練することにより個人差が少なくなるものである．

〔器 具〕

① **ABTS検知管**[2]：ガラス細管内にCl_2検知剤としてABTS検知剤[3]を充てんし，その両端を綿栓で固定し，ガラス管の両端を溶封し，ガラス管表面に濃度目盛りを印刷したもの

② **3,3′-ジメチルナフチジン検知管**[4]：ガラス細管内にCl_2検知剤3,3′-ジメチルナフチジン検知剤[5]としてを充てんし，その両端を綿栓で固定し，ガラス管の両端を溶封し，ガラス管表面に濃度目盛りを印刷したもの

③ **検知管用ガス採取器**：第1-1.[2](1)換気（二酸化炭素）〔器具〕図1-1検知管用ガス採取器（真空式）に同じ（p.4参照）．

［試験操作］

① 測定準備：
　ⅰ）測定点における温度を測定し，検知管の仕様書に示されている使用範囲内であることを確認する．
　ⅱ）使用する検知管の温度[6]を測定場所の温度になるようにする．また，そのときに直射日光に当たらないように注意する．
　ⅲ）取扱説明書に従って，ガス採取器の漏れ試験を行う．採取器に両端をカットしていない検知管を取り付け，ハンドルを引いてロックする．1分後に完全にハンドルがもどることを確認する．

② 測定：
　ⅰ）検知管の両端をチップカッターなどで折り取り，検知管表面に印刷されている矢印の向きに試料空気が流れるように，ガス採取器の検知管取付口へ接続する．
　ⅱ）ガス採取器のハンドルを一気に引いてシャフトロックし，その検知管について規定された時間（2分以上）放置する．
　ⅲ）吸引終了後，速やかに検知管を取り外し，変色層の先端の濃度メモリを読み取る[7)8]．濃度単位の換算が必要な場合は，次の式によって行う．

$$C = C' \times M / 22.41 \times 273.15 / (273.15 + t) \times p / 101.32$$

　　C　：塩素の質量濃度（mg/m^3）
　　C'　：検知管の読み取り値（ppm）
　　M　：分子量（塩素　70.9）
　　t　：測定点の温度（℃）
　　p　：測定点の大気圧（kPa）
　　101.32：標準大気圧（kPa）

注釈

1) 前章の第1-②（1）〔検査方法〕〔注釈〕1)（検知管による定量；p.5を参照）
2) 0.025〜2.0 ppmを測定範囲とする検知管が，株式会社ガステックより市販されている．
3) 多孔質シリカゲル類にABTS〔2,2′-アジノ－ビス（3-エチルベンゾチアゾリン-6-スルホン酸）〕に含浸させたものであり，検知管は白色から淡緑色に変化する．反応原理として，白色のABTS検知剤は塩素により酸化され，415 nmと620 nmに極大吸収をもつ緑色化合物を生成する．

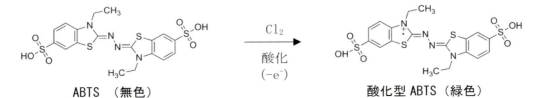

4) 0.05～2 ppm を測定範囲とする検知管が，明光理化学工業株式会社より市販されている．
5) ケイ砂粒子に3,3′-ジメチルナフチジンを含浸したものであり，白色の3,3′-ジメチルナフチジンが塩素によって紫色のニトロソ化合物を生じるので，検知管は白色から淡紫色に変化する．

$$4Cl_2 + 2H_2O + \text{3,3′-ジメチルナフチジン（白色）} \rightarrow \text{3,3′-ジメチル-4,4′-ジニトロソ-1,1′-ビナフタレン（紫色）} + 8HCl$$

6) 冷蔵庫などで冷暗所保管していた検知管などを使用する場合は，測定場所の気温と同温になってから使用する．
7) 検知管によっては，通気終了後の時間経過によって変色した色が退色または変色層の長さが変化する場合があるので，通気終了後に変色層の先端に印をつけ，速やかに読み取る．
また，変色層の先端面が斜めの場合には，中間点を濃度として読み取る．
8) 妨害物質の検討：検知管の変色の原理は，多くの場合，測定対象物質だけの特異反応でなく，化学的性質の似た物質に共通する反応である．したがって，測定対象物質と同じ反応をする物質が共存する場合には，測定対象物質の濃度より高い指示（プラスの誤差）を与える．反対に共存物質が変色反応を妨害してマイナスの誤差を生じるか，または変色境界を不明瞭にする場合がある．測定する時は，共存する可能性のある物質について調査し，検知管の仕様書，技術資料などを参考にその影響について，あらかじめ検討する必要がある．
9) プール水の消毒剤として用いる次亜塩素酸塩溶液を，誤って浮遊物の除去に用いる凝集剤・ポリ塩化アルミニウム溶液のタンク等に注入し，またはその逆の操作を行い，これらの液体が混合することにより有害な塩素ガスが発生する事故は少なくない．
　　二つの薬剤を別々に保管することや，区別しやすいよう容器に色違いのシールを貼り薬剤名を明示する，作業手順書を整備するなどの事故発生防止対策を講じることが必要である．
　　誤って混合し塩素ガスが発生した場合には，速やかに退避させる，健康被害が生じるおそれがなくなるまで関係者以外の立ち入りを禁止する，速やかに消防，保健所等に連絡する等の措置が必要である．

[事後措置]

　Cl_2 が0.5 ppm を超えた場合は，換気を十分行うとともに，塩素剤とほかの薬品との接触がないかなど，塩素剤の使用および管理方法を点検する．

第4 教室等の備品の管理に係る試験法

1 黒板面の色彩

1 黒板面の色彩

　黒板には，無彩色（白色，黒色）と有彩色（緑色系、赤色系）のものがあり，メーカーごとに色相が少しずつ異なり，また使用に伴い，色彩（表記はマンセル値を採用）が変化していくため，黒板の色彩の状態を検査する必要がある．そして，黒板の明度・彩度を判定するためには，黒板検査用色票を用いて色相を判定し，その色相での明度・彩度を判定する．
　なお，ホワイトボードも黒板と同様に，見えやすく，書きやすく，消しやすいように管理を行う必要がある．

> **基　準**
> （ア）無彩色の黒板の色彩は，明度が3を超えないこと
> （イ）有彩色の黒板の色彩は，明度および彩度が4を超えないこと

〔検査回数および検査場所〕

①　**検査回数**
　毎学年1回定期に行う．

②　**検査場所**
　清潔な黒板拭きで黒板面からチョークの粉をよく拭き取った後に，図4-1の黒板面の9カ所において行う．

〔検査方法〕
　黒板検査用色票または簡易版黒板検査用色票を用いて検査をする．

1．標 準 法 ── 黒板検査用色票を用いる

［器具］
　（1）黒板検査用色票　　（(株)村上色彩技術研究所制作）

《色票の構成》

① 色相判定表

・緑色系色相（7.5GY，10GY，2.5G，5G，7.5G，10G，2.5BG）

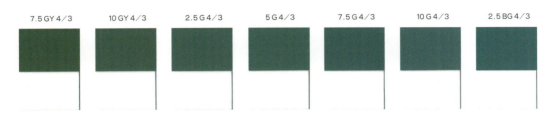

色相判定表（緑）

・赤色系色相（5R，7.5R，10R）および無彩色明度（N4，N3，N2）

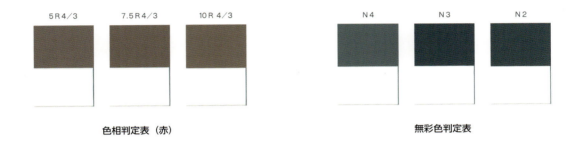

色相判定表（赤）　　　　　　　　　　　　　　無彩色判定表

② 明度・彩度判定表

・有彩色黒板用明度・彩度判定表（10種類）
（緑色系）7.5GY，10GY，2.5G，5G，7.5G，10G，2.5BG
（赤色系）5R，7.5R，10R
・横列は明度，縦列は彩度を示す．

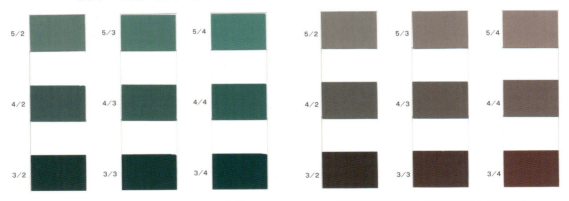

有彩色黒板用 明度・彩度 判定表　2.5BG の色相　　　　　有彩色黒板用 明度・彩度 判定表　5R の色相

1 黒板面の色彩

［検査方法］

① **黒板検査用色票の見方**

図4-1のように黒板面と色票が視線と直角になるようにして、黒板面の色と色票の色を比較する．

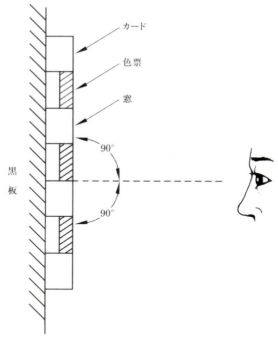

図4-1　黒板検査用色票の見方

② **有彩色黒板**

黒板面の最も色の濃い位置に色相判定表（緑または赤）をあて，色相判定表の色と穴の中に見える黒板色を比較して，最も近い色票の記号を読み取る．

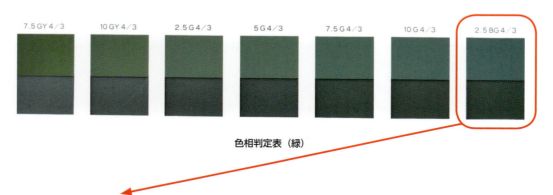

色相判定表（緑）

例：2.5BG4/3が最も近い色相

＊1　明度・彩度が異なるため色相だけに着目すること

＊2　判別に個人差が出ることもあるため，スマートフォン等を利用したデジタル画像により確認するとよい．

③ 選んだ色相に相当する有彩色黒板用明度・彩度判定表（例：2.5BG）を，図4-2の黒板面の9カ所にあてて，黒板色を比較して最も近い記号を読み取る．

① 黒板面の色彩　1. 標 準 法

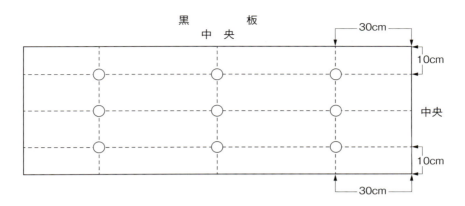

図4-2　黒板面における検査場所

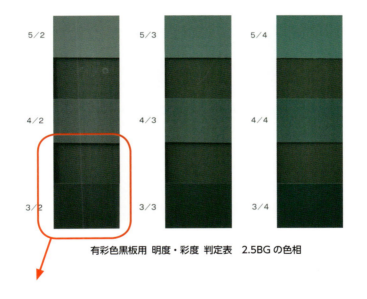

有彩色黒板用　明度・彩度　判定表　2.5BG の色相

例：3（明度）／2（彩度）が最も近い.
＊1　明度4，彩度4を超えていないので合格
＊2　明度4，彩度4を超えていれば不合格となる．
　　　また9カ所のうち1カ所でも明度・彩度が超えれば不合格
＊3　判別に個人差が出ることもあるため，スマートフォン等を利用したデジタル画像により確認するとよい．

1 黒板面の色彩

［判　定］

① **有彩色黒板**

　有彩色黒板用明度・彩度判定表を黒板面の指定の9カ所（図4-2）にあてて，黒板色と比較．明度・彩度が4を超えていなければ合格．1カ所でも4を超えれば不合格．

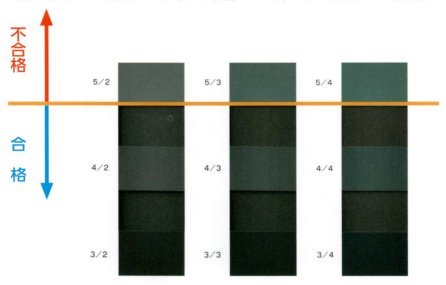

有彩色黒板用　明度・彩度　判定表　2.5BG の色相

② **無彩色黒板**

　無彩色判定表を黒板面の指定の9カ所（図4-2）にあてて，黒板色と比較．明度3を超えていなければ合格．1カ所でも明度3を超えていれば不合格．

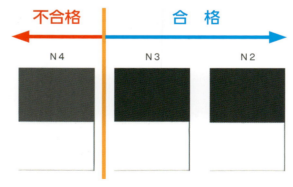

無彩色判定表

2. 簡易法 —— 簡易版黒板検査用色票を用いる

［器具］

　黒板検査用色票（全国黒板工業連盟制作）

1 黒板面の色彩　2. 簡易法

《特　徴》
・「学校環境衛生基準」およびJIS S 6007黒板の規定に基づき製作．
・有彩色（緑），有彩色（グレー），無彩色（黒）の黒板の判定が可能．

《色票の構成》（図4-3）

　　色票（A4）1枚

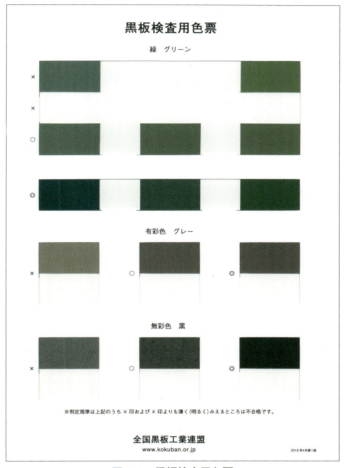

図4-3　黒板検査用色票

［検査方法］

　　図4-1のように，色票を指定の9カ所（図4-2）にあてて，黒板色と比較する．

［判　定］

　　1カ所でも×印および×印より薄く（明るく）見えるところがあれば不合格とする．
　　本票は学校環境衛生基準に適合するか，しないかのみを判定する．

1 黒板面の色彩

[事後措置]
　判定基準を超える場合は，板面を塗り替えるか，または取り替える，張り替える等の適切な措置を講じるようにすること．また，黒板面の塗り替えは，部分的に行うとむらができるので，板面全体にわたって塗り替えることが望ましい．

[参　考]　色彩の表記等

[色の三属性]

色相	色味（色合い）の違い	赤・橙・黄・緑・青・紫　等
明度	明るさの度合い	明るい～暗い
彩度	あざやかさの度合い	高彩度～中彩度～低彩度

[色彩の表記]

マンセル値「H v／c（色相，明度，彩度）」で表記する．

$$2.5BG\ 4／3$$
色相　　明度　彩度

＊マンセルの色相環
　色を5つ（R・Y・G・B・P）に分け，それぞれの中間にYR・GY・BG・PB・RPの5つを設け，さらにこれらの色相を10で分割した計100色相で表したもの

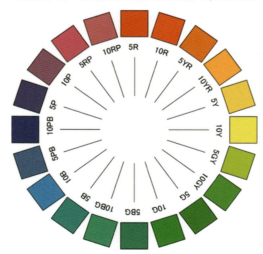

130

*色　相
主要10色相で構成されている．

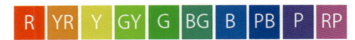

R（赤），YR（黄赤），Y（黄），GY（黄緑），G（緑），BG（青緑），B（青），PB（紫青），P（紫），RP（赤紫）

*JIS標準色表：1色相を四等分した全40色相が色票化され採用されている．

*明　度

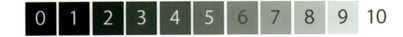

　色の明るさであり，無彩色の中で最も明るい白を明度10，最も暗い黒を明度0とし，その中間の明るさ，いわゆる灰色に1～9の数字を割り当てる．

　白は光の全反射，黒は全吸収するものが物理的定義であるが，現実の色票では不可能なので，白は9.5，黒は1の値を用いる．

*彩　度

　色の鮮やかさであり，色のない無彩を0として色の鮮やかさの度合いにより数字を大きくする．ただし，彩度は色相と明度によって最大値が異なる．

　最も大きい5Rでは14，低い5BGでは10となる．

（JIS Z 8721：1993（色の表示方法）より）

［有彩色］

　色相・明度・彩度の，3つすべてをもつ色全般のこと

［無彩色］

　色相・明度・彩度のうち明度だけをもち，白から中間的な灰色（グレー系の色）を経て黒になっていく間の色をいう（彩度が0）．

　無彩色でない色は，彩度を有する有彩色

付 一般試験法：機器分析法

付 一般試験法：機器分析法

（1）学校環境衛生基準の検査方法で用いられる主な機器分析法

表1〜3に示すように，学校環境衛生基準の検査では，高速液体クロマトグラフ（ホルムアルデヒド），ガスクロマトグラフ/質量分析計（トルエン，キシレン，パラジクロロベンゼン，エチルベンゼン，スチレンおよび総トリハロメタン），イオンクロマトグラフ（塩化物イオン），全有機炭素計など，種々の分析機器が用いられている．

表1　教室等の環境に係る学校環境衛生基準の主な検査方法

検査項目		方　法
揮発性有機化合物		
	ホルムアルデヒド	高速液体クロマトグラフィー
	トルエン	ガスクロマトグラフィー/質量分析計
	キシレン	
	パラジクロロベンゼン	
	エチルベンゼン	
	スチレン	

表2　飲料水等の水質及び施設・設備に係る学校環境衛生基準の主な検査方法

検査項目	方　法
塩化物イオン	イオンクロマトグラフ（陰イオン）による一斉分析法または滴定法
全有機炭素（TOC）の量	全有機炭素計測定法

＊多くの学校は簡易専用水道（水道事業者からの水を受水槽で受水し，その有効容量が$10m^3$を超えるもの）に区分されることから，「水道水を水源とする飲料水（専用水道を除く）の水質」に関する検査方法を示す．

表3　水泳プールに係る学校環境衛生基準の主な検査方法

検査項目	方　法
総トリハロメタン	パージ・トラップ-ガスクロマトグラフ/質量分析計による一斉分析法またはヘッドスペース-ガスクロマトグラフ/質量分析計による一斉分析法

（2）クロマトグラフィー

1）**クロマトグラフィー**とは，図1の概念図に示したように，固定相と移動相の親和力の差に基づいて試料成分を分離する方法のことであり，**平面クロマトグラフィーとカラムクロマトグラフィー**に大別することができる．平面クロマトグラフィーは**薄層クロマトグラフィー**と**ろ紙（ペーパー）クロマトグラフィー**がある．一方，カラムクロマトグラフィーは，固定相を保持する充てん剤を細長い管（カラム）に詰めて，あるいは固定相をカラムの内面に塗布もしくは化学的に結合させて用いるもので，移動相に液体を用いる**液体クロマトグラフィー**と気体を用いる**ガスクロマトグラフィー**とに分けられる．

また，表4に示すように，液体クロマトグラフィーは，分離のメカニズム（分離モード）によって，吸着クロマトグラフィー，分配クロマトグラフィー，イオン交換クロマトグラフィー，ゲルろ過（およびゲル浸透）クロマトグラフィー，アフィニティークロマトグラフィーなどに分類することができる．なお，クロマトグラフィーは分離の方法を表す用語であり，使用する装置を**クロマトグラフ**，試料成分の溶出状態を時間に対してプロットした図を**クロマトグラム**と呼ぶ．

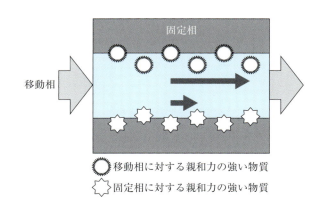

図1　クロマトグラフィーによる試料成分の分離

表4　液体クロマトグラフィーの分類

吸着クロマトグラフィー	
分配クロマトグラフィー	順相クロマトグラフィー
	逆相クロマトグラフィー
イオン交換クロマトグラフィー	
ゲルろ過（およびゲル浸透）クロマトグラフィー	
アフィニティークロマトグラフィー	

2）カラムクロマトグラフィーによる分離は，一般に**段理論（plate theory）**によって説明さ

れる．この理論は，カラムが段と呼ばれる小さな区画が積み重なったものと考える理論で，それぞれの段において，分離される試料成分（溶質）は移動相と固定相との間で，その物質固有の平衡定数に基づいて速やかに平衡に達すると考えることができる．移動相中の試料成分はやがて移動相とともに次の段へと移動し，そこで新たな平衡に達する．この過程を繰り返すことによって，異なる平衡定数をもった試料成分が互いに分離される．

　カラムに含まれる段の数〔**理論段数（theoretical plate number）**という〕が多いほど，平衡の繰り返しが多くなりカラムの性能が高いことを意味する．理論段数は，クロマトグラフィーの結果（クロマトグラム）から求めることができる．

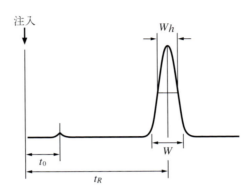

t_0 は，カラムに保持されずに溶出されたものの保持時間

図2　理想的なクロマトグラム

　ある物質のクロマトグラムが図2のような理想的な正規分布を示したとすると，理論段数Nは式（1）により与えられる．

$$N = 16\left(\frac{t_R}{W}\right)^2 \quad\cdots\cdots\cdots\cdots\cdots\cdots\cdots\cdots\cdots\cdots\cdots\cdots\cdots (1)$$

　Wは正確には，ピーク上の左右の変曲点を通る2本の接線を引いた時にベースラインを切り取る距離のことである．しかし，これを求めるのは実際上難しいため，ピークの半分の高さでのピーク幅（半値幅W_h）を用いて式（2）から求めることができる．

$$N = 5.55\left(\frac{t_R}{W_h}\right)^2 \quad\cdots\cdots\cdots\cdots\cdots\cdots\cdots\cdots\cdots\cdots (2)$$

　したがって，ほぼ同じ時間にピークが現れたとすれば，ピークの幅が狭いほうが理論段数が大きいということになる．カラムの長さを理論段数で割った値は，理論段一つ分に相当するカラムの長さを示しており，**理論段高さ（height equivalent to a theoretical plate）**という．この値が小さいほどカラムの性能が優れていることを示している．

　クロマトグラフィーでは，各成分の分離を目的にしているので，各成分のピークが重ならずにどの程度分離されるかは重要である．ある成分のピークがいつ現れるかは，その成分がカラムにどの程度保持されるかにかかわっている．その目安になる値が**capacity factor** k'である．k'は図2の測定値から式（3）で定義される値であり，値が大きいほどカラムに

よく保持されることを示している．

$$k' = \frac{t_R - t_0}{t_0} \quad \cdots\cdots\cdots\cdots\cdots\cdots\cdots\cdots\cdots\cdots (3)$$

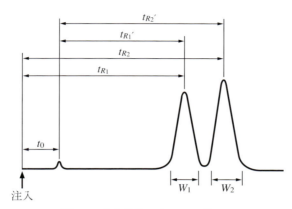

図3　2成分分離のクロマトグラム

2つのピークがどの程度分離されたかを表す値として**分離度R**（resolution）が定義され，図3に示す測定値を用いて式(4)で表される．

$$R = \frac{2(t_{R_2} - t_{R_1})}{W_1 + W_2} \quad \cdots\cdots\cdots\cdots\cdots\cdots (4)$$

また，これは式(5)のように導かれる．

$$R = \frac{1}{4}\sqrt{N}\left[\frac{\alpha - 1}{\alpha}\right]\left[\frac{k'}{1 + k'}\right] \quad \cdots\cdots\cdots\cdots (5)$$

ここで，k'は二つの成分のcapacity factor k_1'とk_2'の平均値で，αはその比（**分離係数 separation factor** という）である．この式から，ピーク同士がよく分離されること（すなわちこの値が大きくなること）が，理論段数Nが大きいこと，互いのピークがより離れて現れること（αが大きいこと），成分がカラムに保持されやすいこと（k'が大きいこと）などに関係していることがわかる．では，理論段数Nはどのような要因によって影響されるのであろうか．

理論段高さHは式(6)のように表せることが知られている．前記のように，理論段高さHが小さいほど理論段数Nの大きい高性能なカラムということになる．

$$H = A + \frac{B}{v} + Cv \quad \cdots\cdots\cdots\cdots\cdots\cdots\cdots\cdots (6)$$
（v：移動相流速）

この式は**van Deemter式**と呼ばれ，理論段高さ，言い換えればピークの幅（広がり）が主に三つの要因によって影響されることを示している．Aは，充てん剤の間を移動相が流れていく時に生じる渦巻きによって，試料成分のピークの幅が広がってしまうことを表しており，移動相の流速には関係しない．これは，均一で微細な充てん剤を緊密に詰めることで最小にすることができる．B/vはカラム軸方向での拡散によるピークの広がりを表し

ており，移動相の流速が小さいほど影響が大きいことを示している．微細な充てん剤を用いて，この影響を小さくすることができる．Cvの項は，移動相と固定相との間で試料成分が平衡に達するまでに，ある程度時間がかかることに関係している．段理論では，この平衡がすばやく成り立つと考えられているが，実際には時間がかかり，その間に移動相が流れてしまうために，ピークの広がりが生じる．移動相の流速が速いと，そのぶん広がりも大きくなる．この項の影響を最小にするには，すばやく平衡に達するようにすることが有効であり，充てん剤を微細にして表面の固定相をうすく均一にしたり，微細な充てん剤を緊密に詰めることが効果的である．このように充てん剤を微細で均一にすることは，理論段数を大きくし，カラムの性能を高めるために重要であることがわかる．また，式（6）に基づく理論段高さHと流速vの関係を図に示すと（図4），理論段高さが最小になる，つまり理論段数が最大になる最適な流速が存在することがわかる．

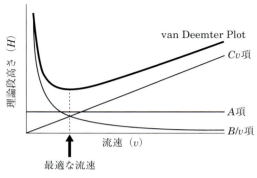

図4　理論段高さHと流速vの関係

3）定量方法

　定量は，標準品を用いてあらかじめ作成された検量線を基に，ピーク高さまたはピーク面積を用いて行われる．検量線の作成方法には，絶対検量線法，内標準法と標準添加法がある（図5）．

　絶対検量線法では，あらかじめ標準品の既知量を用いてピーク高さまたはピーク面積を測定する．横軸に標準品の量，縦軸にピーク高さ（またはピーク面積）をとり検量線を作成し，試料から得られたピーク高さまたはピーク面積から対象物質の量を求める方法である（図5-a）．この方法は，すべての操作が厳密に一定の条件で行われる必要がある．

　一方，内標準法ではまず，対象物質のピークのなるべく近くに溶離され，他のピークとよく分離される安定な物質（これを内標準物質という）を選ぶ必要がある．種々の量の標準品に，この内標準物質の一定量を添加しクロマトグラフィーを行って，内標準物質と標準品のピーク高さまたはピーク面積を測定する．横軸に内標準物質と標準品の量比を，縦軸に両物質のピーク高さ（またはピーク面積）の比をとって検量線を作成する．次に試料に内標準物質を添加したものについて同様に分析し，得られた両成分のピーク高さ（またはピーク面積）の比から対象物質の量を求める（図5-b）．この方法では，分析条件の変動が大きい時にも精度の高い定量値が得られる．

　これらに対して，標準添加法は，試料量に余裕がある場合に行われる．試料に種々の量

の標準品を添加して分析し，対象物質のピーク高さまたはピーク面積を求める．横軸に標準品の添加量，縦軸にピーク高さ（またはピーク面積）をとって検量線を作成し，この直線の横軸との切片から試料中の含量を求める（図5-c）．この方法では，試料中に含まれる対象物質以外の共存成分の影響を加味したうえで分析しているため，結果的にその影響を打ち消すことができる．

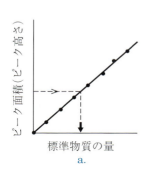
a.

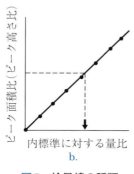
b.

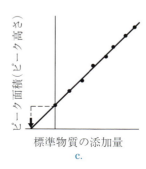
c.

図5　検量線の種類

a. 絶対検量線法，b. 内標準法，c. 標準添加法

（3）高速液体クロマトグラフィー

高速液体クロマトグラフィーは，液体クロマトグラフィーに分類されるクロマトグラフィーの一つで，短時間で高性能な分離分析を行うことのできる優れた方法である．本法を用いて，多くの物質を，迅速に，高感度で再現性よく定性分析または定量分析することができる．

高速液体クロマトグラフの概略図を図6に示す．基本的に，移動相（溶出溶媒）を送液するポンプ，試料の導入部（インジェクター），分離カラム，検出器および記録計（レコーダー）から構成される．このほかに，目的に応じて，溶媒のグラジエント作成装置，カラム恒温槽，溶出溶媒中の溶存ガスを除く脱気装置，装置全体を制御するシステムコントローラーなどが用いられる．

- **送液ポンプ**には，プランジャー型（往復運動型）のポンプが汎用されている．これは，モーターの回転運動がカムの回転を通じてプランジャーの往復運動に変換されて，溶媒の吸入と排出が行われるものである．
- **試料導入部（インジェクター）**として最もよく用いられているのは，バルブループ方式のものである．六方バルブを用いて流路を切り替え，送液を中断せずに試料を導入することができる．サンプルループは，用いる試料の量に応じて容量の異なるものに交換できるようになっている．
- **分離カラム**は，ステンレス製やプラスチック製のカラム管に充てん剤を均一に充てんしたもので，内径1mm以下のものから数mm，長さ数cmから十数cmのものが汎用されている．主として用いられるステンレス製のカラム管では，図7のように，両端に金属製のフ

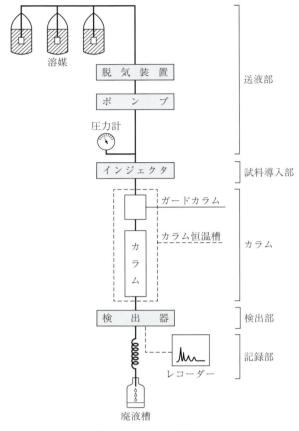

図6 HPLCの概略図

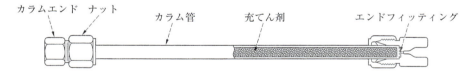

図7 分析カラムの構造

ィルターがセットされた構造をしている．ステンレスは耐圧性や耐溶媒性が優れているが，特に酸による腐食を受けやすいので，使用後は溶媒をカラムごとに指定された保存用のものに置換しなければならない．金属との接触を嫌う試料の場合は，他の素材のカラムを使用する．また，塩類を含む溶媒を用いた後放置すると，カラム内部で結晶や沈殿が生じ充てん剤を損傷することがあるので，やはり溶媒置換が必要である．カラムに機械的衝撃を与えたり，限界以上の圧力をかけると，カラム内部に隙間が生じて得られるピークが変形し，カラムの性能が低下するので注意する必要がある．また，分離カラムの前には，ガードカラムを取り付けて，分離カラムが試料中の不純物によって汚れるのを防ぐ必要がある．

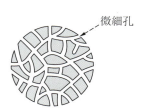
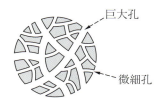

a. 微細孔型全多孔性粒子　　b. 巨大網目型全多孔性粒子

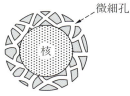
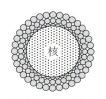

c. 表面多孔性粒子　　d. 球状表面多孔性粒子

図8　充てん剤粒子の構造の模式図

- **固定相を保持する充てん剤**は粒子径が小さく，大きさが揃っているほうがカラムの性能が向上する．一般には，平均粒子径3〜20 μm のものがよく用いられる．充てん剤は基本構造として，全多孔性型（ポーラス型）と表面多孔性型（ペリキュラー型）に分けることができる（図8）．HPLCには，大部分全多孔性の充てん剤が用いられている．全多孔性充てん剤を用いると，固定相の表面積が大きくなり試料負荷量を増やすことができる．また，形状から球形のものと不整形のものとに分けられるが，球形は高密度に充てんできる利点がある．不整形のものには破砕して形状を揃えたものもつくられている．

化学的材質の点からは，無機系（シリカゲル，アルミナ）や有機ポリマー系（ポリスチレン，メタアクリレート，ポリエチレングリコールなど）などに分類される．シリカゲルは，機械的強度が強く，使用できる有機溶媒にもあまり制限がないなどの利点がある一方，アルカリ領域では不安定で使えないという欠点がある．有機ポリマーは，化学的には安定で幅広いpH域で使えるが，機械的には弱く使用溶媒に制限がある．

これらの充てん剤の表面には，固定相が物理的に被覆されている型のものと化学的に結合している型のものとがある．前者の型は，移動相によって固定相が流出してしまいカラム性能が低下するという欠点があり，そのため使える移動相に制限がある．化学的に結合している型のものには，代表的なものとしてオクタデシルシリル化シリカゲル（ODS）がある．これは，シリカゲルの表面にオクタデシル基（$-C_{18}H_{37}$）を結合させたもので，結合せずに残存したシラノール基（SiOH）をそのままにしたものやメチル化したものなど種々のものが市販されている．このODSは疎水性の固定相を形成し，主に親水性の移動相との組合せで用いられる．シリカゲルのような親水性の固定相に対して疎水性の移動相（有機溶媒）が用いられる場合を順相クロマトグラフィーというのに対して，ODSなどを用いる場合は固定相と移動相の性質が逆になっており，逆相クロマトグラフィーという．

現在，種々の修飾基を化学的に結合した充てん剤が市販されている（表5）．なかでも，オクチル基（$-C_8H_{17}$），ブチル基（$-C_4H_9$）やフェニル基（$-C_6H_5$）を結合したものは，ODSと同様に逆相クロマトグラフィーによく用いられる．これらはODSよりも疎水性が

低いため，疎水性物質に対する親和力が弱く比較的短時間で分析できるという利点がある．また，フェニル基を結合したものでは，π結合を有する試料に対して独特な親和力があり，他の固定相では分離しにくいものにも有効である可能性がある．また，アミノ基（$-NH_2$）やシアノ基（$-CN$）などを結合したものは，順相と逆相の両方に用いられている．この他にも多くの種類の充てん剤や充てんされたカラム（パックドカラム）が市販されている．

イオン交換クロマトグラフィーでは，イオン交換基を有機系ポリマーやシリカゲルに結合したものが用いられる．陽イオン交換用には，スルホン酸基（$-SO_3^-$）やカルボキシ基（$-COO^-$）などが，陰イオン交換用には，テトラ（ないしはトリ）アルキルアンモニウム基を結合したものなどが市販されている．また，ゲルろ過クロマトグラフィー用には，全多孔性のポリスチレン系ゲルやシリカゲルが広く用いられている．その他，光学異性体の分離用に光学活性基が結合した充てん剤も市販されている．

表5　化学結合型充てん剤の例

結合基	分離モード	特徴および用途
オクタデシル基	逆相	最も一般的に使用されている結合基で，逆相分配モードでさまざまなサンプルに適用できる．粒子径や細孔径あるいはオクタデシル基導入量の異なる充てん剤が数多く市販されている．
オクチル基	逆相	オクタデシル基同様，逆相モードで使用される結合基．オクタデシル基よりも保持力が弱いため，疎水性の強い化合物でも比較的短時間で分析できる．
フェニル基	逆相	π結合を有する化合物に独特の親和力を示すため，他の充てん剤では分離しにくいサンプルでも分離できる可能性がある．
シアノ基	逆相・順相	逆相・順相どちらのモードでも使用でき，逆相モードではフェニル基と同様の挙動を示す．
イオン交換基	イオン交換	スルホン酸基やカルボキシ基などの陽イオン交換基と，四級アンモニウム基やジエチルアミノエチル基などの陰イオン交換基があり，イオン解離の強弱によって交換容量が異なる．
光学活性基	逆相・順相	不斉炭素を有する官能基との相互作用によって，光学異性体の分割を行う．

● **HPLCに用いられる検出器**には，原理や対象試料の異なるいろいろなものがある（表6）．紫外・可視吸光光度検出器や蛍光検出器，示差屈折検出器などは，試料の光学的性質を検出するものである．なかでも，紫外・可視吸光光度検出器が最も広く用いられている．吸光をもたない試料の場合には，この検出器で検出するためには試料を誘導体化しなければならない（HPLCにかける前に誘導体化するプレカラム法と，カラムで分離した後検出する直前に誘導体化するポストカラム法とがある）．

フォトダイオードアレイを用いて，溶出された試料の吸収スペクトルとクロマトグラムを同時に測定して三次元クロマトグラム（溶出時間，吸光度の他に波長の三次元のクロマトグラム）を得ることもできる．これを用いれば試料成分が重なって溶出された場合などにも，その吸収スペクトルの違いから成分を別々に定性・定量することができる．

蛍光を発する試料は，蛍光検出器で検出できる．紫外・可視吸光光度検出器よりも感度が優れ，蛍光を発する試料のみを検出するので選択性も優れている．蛍光を発しない試料

表6　高速液体クロマトグラフィーの主な検出器

検出器	感度（g/μL）	対象試料
紫外・可視分光光度計	10^{-10}	紫外部吸収または可視部吸収をもつ物質
蛍光光度計	10^{-12}	蛍光を発する物質
示差屈折計	10^{-7}	すべての物質
電気伝導度計	10^{-8}	イオン性化合物（イオンクロマトグラフィー用）
電気化学検出器	10^{-12}	酸化還元物質
シンチレーション検出器		放射性物質
レーザー光散乱	$<10^{-7}$	光を散乱する物質
化学発光検出器	10^{-14}	化学発光物質
質量分析計	$<10^{-10}$	有機化合物

では蛍光誘導体に変換しなければならないが，その誘導体化反応が特定の性質をもった試料にのみ起こる反応であれば，検出の選択性はさらに高まる．XeランプやHgランプを励起光源とし，任意の励起波長と蛍光波長を選択できるもののほかに，励起光源としてレーザーを用い，さらに高感度検出（10^{-18} g）が行える検出器もある．

　電気化学的に酸化・還元される試料には，感度・選択性ともに優れている電気化学検出器が用いられる（装置が小型で，取扱いが簡単なアンペロメトリー検出器が一般的によく利用されている）．作用電極（一般にグラッシーカーボン）と補助電極との間に一定の電位を設定し，そこを流れる試料が電極表面で酸化（または還元）される時に生じる電流を測定して，定性・定量を行うものである．酸化（あるいは）還元反応が起きる電位は試料によって異なっているので，設定電位を変えることで検出する物質を選択できる．

　試料を含む移動相と含まない移動相との光の屈折率の差を測定する示差屈折検出器は，基本的にすべての物質を測定でき，吸光も蛍光もない試料の測定ができる利点があるが，感度が低く，温度変化や移動相の流れの変化に敏感という欠点がある．

● 試料をカラムから効果的に溶出するために，移動相の送液方法にいくつかの方法がある．単一の組成の移動相を最後まで用いる**イソクラティック溶離法**，組成を時間とともに変化させる**グラジエント溶離法**およびその中間型で，数種類の組成の移動相を段階的に用いる**ステップワイズ溶離法**である．グラジエント溶離法は保持時間が異なる試料を短い時間内に溶離させる同時分析などに効果的であるが，グラジエントを再現性よく作成する必要があり，グラジエント作成装置が用いられる．

（4） イオンクロマトグラフィー

1) イオンクロマトグラフィーは，低交換容量のイオン交換体を分離カラムとして用いた高速液体クロマトグラフィーの一種であり，試料中の無機イオンを分離し，高感度で一斉分析を行うことができる．イオンクロマトグラフィーは無機陰イオン，アルカリ金属イオン，アルカリ土類金属イオンのほか，有機酸などの多成分を一斉分析できる．この方法は水道水，河川水や大気などの環境試料，食品，医薬品，生体試料などに含まれる各イオンの分析に有効である．
2) イオンクロマトグラフの基本装置は，溶離液（移動相）槽，送液ポンプ，試料導入部（インジェクター），分離カラム，[サプレッサー]，検出器，記録計・データ処理装置および廃水槽からなっている（図9）．

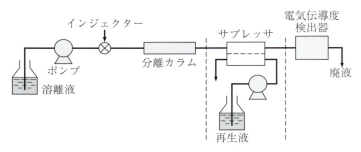

図9　イオンクロマトグラフの概略図

● **分離カラム**：シリカ，ポリアクリレート，ポリスチレンなどの基材にイオン交換体（$-N^+R_3$，$-SO_3H$）を表面被覆，化学結合させたもので，一般には，イオン交換容量0.01〜0.3 meq/g，粒径5〜15 μmの球状粒子を，内径2〜5 mm，長さ5〜30 cmに充てんしたカラムが用いられる．表7に充てん剤と測定イオンの例を示す．

表7　分離カラム充てん剤と測定イオンの例

種類	イオン交換基	交換容量 (meq/g)	測定イオン
表面被覆形	$-SO_3H$	0.01〜0.3	Na^+, K^+, Ca^{2+}, Mg^{2+}, Sr^{2+}, Ba^{2+}, NH_4^+
	$-N^+R_3$	0.01〜0.3	F^-, Cl^-, NO_2^-, Br^-, NO_3^-, SO_4^{2-}, PO_4^{3-}, I^-, $S_2O_3^{2-}$, SCN^-, CO_3^{2-}
表面薄膜形	$-SO_3H$	0.01〜0.3	Na^+, K^+, Ca^{2+}, Mg^{2+}, Sr^{2+}, Ba^{2+}, NH_4^+
多孔性化学結合形	$-SO_3H$	0.01〜0.3	Na^+, K^+, Ca^{2+}, Mg^{2+}, Sr^{2+}, Ba^{2+}, NH_4^+
	$-N^+R_3$	0.01〜0.3	F^-, Cl^-, NO_2^-, Br^-, NO_3^-, SO_4^{2-}, PO_4^{3-}, I^-, $S_2O_3^{2-}$, SCN^-, CO_3^{2-}
	$-SO_3H$	2〜5	NO_2^-, CO_3^{2-}
多孔性被覆形	$-COOH$	0.05〜2	Na^+, K^+, Ca^{2+}, Mg^{2+}, Sr^{2+}, Ba^{2+}
逆相形	中性		F^-, Cl^-, NO_2^-, Br^-, NO_3^-, SO_4^{2-}, PO_4^{3-}

- **サプレッサー**：イオンクロマトグラフを機能別に分類すると**サプレッサー型**と**ノンサプレッサー型**がある．サプレッサーは，電気伝導度検出器で，Na_2CO_3，$NaHCO_3$のような塩基性の炭酸系溶離液を用いるとバックグラウンドが高くなり，感度が低下する．このため目的イオンを損なうことなく，バックグラウンドとなる電気伝導率を低減する装置である．ファイバー状および板状のイオン交換膜による**膜透析型**，イオン交換ゲルによる樹脂型サプレッサー（使い捨て），樹脂カートリッジ型で再生液により化学的に再生または電気的に再生する樹脂型のサプレッサーがある．膜透析型サプレッサーは，イオン交換膜によって隔てられた二つの流路の一方に溶出液を通過させ，除去すべき溶離液中のイオンを他方の再生液側の流路に透析して除去するもので，透析には**化学的**および**電気的**な方法がある．

  ノンサプレッサー型は溶離液として電気伝導度の低い有機酸を使用することから，サプレッサーを必要としない．また，紫外部吸光光度法では，一般に使用されている高速液体クロマトグラフを用いることができ，特別な装置を必要としない．

- **検出器**：電気伝導度検出器，紫外部吸収検出器，電気化学検出器が繁用されている．電気伝導度検出器は，電極に一定の電圧をかけ，イオンを含む試料が検出器に入った時，電気抵抗によって生じる微小の電圧変化を利用するものである．電気伝導率は温度の影響を受け，1℃につき約2％変動することから，検出器は恒温槽に内蔵されているもの，あるいは温度補償機能を備えているものを使用する．

  紫外部吸収検出器は，NO_2^-，Br^-，NO_3^-，I^-のような紫外部に吸収をもつイオン種の測定に適している．また，溶離液として吸収の強いものを用いる間接吸光光度法にもこの検出器が用いられる．間接吸光光度法は，移動相にフタル酸，トリメシン酸などの紫外部吸収イオンを使用しあらかじめ移動相の吸光度を高くしておき，紫外部に吸収のない目的イオンの溶出の際に移動相の吸光度が減少するのを検出する方法である．電気化学検出器は選択性の高い検出器であり，CN^-，SCN^-，$S_2O_3^{2-}$，NO_2^-，I^-，Br^-などの電気活性物質の検出に適する．

（5）ガスクロマトグラフィー／質量分析法（GC/MS）

1）ガスクロマトグラフィー／質量分析法は，ガスクロマトグラフィーによる分離と質量分析法による検出を結合したガスクロマトグラフ／質量分析計を用いて行う分析法である．微量物質のクロマトグラムとマススペクトルが得られ，定性分析および定量分析を行うことができる．ガスクロマトグラフィー，特にキャピラリーカラムを用いるガスクロマトグラフィーの分離能は高い．しかし，分離された各成分を保持時間のみで同定するので，その信頼性は必ずしも十分ではない．一方，質量分析計は，微量でマススペクトロメトリーを行うことができ，同定の信頼性は極めて高い．

これらガスクロマトグラフと質量分析計を結合した分析装置が，ガスクロマトグラフ／質量分析計であり，高い分離能と検出感度ならびに優れた同定能を有している．ガスクロマトグラフ／質量分析計は試料導入部（インジェクター），ガスクロマトグラフ部，インターフェース部，イオン化部（イオン源），質量分析部，検出部およびデータの保存と解析用のコンピュータを含むシステム制御部より構成される．概略図を図10に示す．

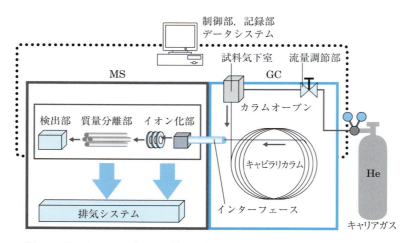

図10　ガスクロマトグラフ／質量分析計の概略図（株式会社 島津製作所 提供）

2）イオンの質量/電荷数（m/z）を横軸に，イオンの強度を縦軸に示したものをマススペクトルという．最も強度の強いイオンピークを**ベースピーク**といい，他のイオンピークはベースピークに対する相対強度（％）を用いて表す．マススペクトルは，その化合物に固有であり，分子構造に関する情報が得られるので同定分析に用いられる．この方法をマススペクトロメトリーという．一般に，正イオンのマススペクトルが分析に用いられるが，ハロゲン基やニトロ基を有する化合物，含リン化合物など電子親和性の高い化合物では，正イオンよりも，負イオンのマススペクトルを用いる負イオンマススペクトロメトリーが，有用な場合がある．

3）測定を行う前に，標準試薬を用いて，感度の調整，分解能の調整，質量数の校正を行う．通常は，機器の自動校正機能を利用して調整する場合が多い．標準試薬として，ペルフルオロトリブチルアミンなどを用いる．また，分析対象イオンの精密質量を求める場合にはペルフルオロケロセンなどの標準物質を用いる．

4）分析カラムから溶出した試料成分のすべてまたは一部のピークについて，質量分析計部で検出し，得られたマススペクトルデータをコンピュータに保存する．これを用いて定性分析および定量分析を行う．

- **定　性**：マススペクトルおよびトータルイオンクロマトグラム，あるいはマスクロマトグラムにより行う．
- **定　量**：定量分析にはマスクロマトグラムも利用できるが，一般的には選択イオン検出を用いる．

5）ガスクロマトグラフでは，カラムにHeやN_2などのキャリヤーガスを流して大気圧で分離を行う．一方，質量分析計では，イオン源の内部を高真空に保たなければならない．この両者を結合する部分がインターフェース部である．主なものに直結法とジェット型セパレーターがある．

- **直結法**：キャピラリーカラムは，試料の溶媒量やキャリヤーガス流量が充てんカラムより少ないために，カラムを直接イオン源に導入可能である．この方法は，イオン源の高真空を維持するために排気量の大きい真空ポンプを必要とし，イオン源が溶媒により汚染

されやすいが，構造は簡単で，試料の損失がなく高感度である．
- **ジェット型セパレーター**：物質の拡散速度が分子量の平方根に反比例するために，キャリヤーガスの拡散速度は，これより分子量の大きい物質の拡散速度より大きい．これを利用して，カラムから溶出されたキャリヤーガスを流れと直角方向に拡散させて排気する．一方，分子量が大きく拡散しにくい試料成分は濃縮されて質量分析部に導入される．

6) カラムから導入された試料成分のマススペクトルを測定するためには，イオン化部でイオンにしなければならない．そのための装置をイオン源と呼び，ガスクロマトグラフィー/質量分析法に用いられている方式は主として電子イオン化（electron ionization, electron impact ionization, EI）法と化学イオン化（chemical ionization, CI）法の二つである．両法の特徴を表8にまとめた．

表8　EI 法と CI 法の一般的特徴

イオン化法	原 理	特徴的分子イオン	フラグメントイオン	特色
EI	ガス状試料分子に熱電子を当てる．	M^+あるいはM^-	多い	構造情報が豊富
CI	反応ガスに熱分子を当てて反応イオンを生成させ，これとガス状試料分子が反応する．	$(M+H)^+$ $(M+反応イオン)^+$ $(M-H)^-$	少ない	反応ガスによりマススペクトルパターンが変化

- **EI 法**：熱電子ビームをガス状の試料成分に当ててイオン化する方法である．図11に一般に用いられるEI法のイオン源の模式図を示す．フィラメントに電流を流して2000℃以上に熱すると，そこから熱電子が放出される．熱電子ビームは，フィラメントと電子トラップの間にかかる 70 eV の電位差により，電子トラップに引き付けられながら加速される．一方，インターフェース部を通過したガス状の試料成分は，分子間の相互作用を避けるために10^{-4}～10^{-5} Pa の高真空に保たれているイオン源内に導入される．ここで，試料分子（M）に熱電子が当たると，分子は熱電子のエネルギーを受けて，1個の電子が脱離あるいは付加した分子イオン（正イオン，M^+あるいは負イオン，M^-）を生成する．EI 法では分子が受けるエネルギーが大きいので，分子イオンはさらに分子内結合の開裂（フラグメンテーション）を引き起こし，フラグメントイオンを生成する．これら分子イオンとフラグメントイオンは，イオンスリットを通過し，電圧によりさらに加速され質量分析部に入る．
- **CI 法**：熱電子を反応ガスに当てて反応イオンを生成させ，これをガス状の試料分子に反応させてイオン化する方法である．図12に一般に用いられるCI法のイオン源の模式図を示す．イオン源の圧力を 130 Pa 程度に保ち，これにガス状の試料成分とメタン，イソブタン，アンモニアなどの反応ガス（試薬ガス）を導入する．反応ガスは熱電子の高エネルギーを受けてラジカルカチオンを生じ，さらに中性の反応ガスとイオン分子反応により反応イオンを生成する．反応イオンは，反応ガスがメタンの場合はCH_5^+，$C_2H_5^+$，$C_3H_5^+$であり，イソブタンの場合は$(CH_3)_3C^+$，アンモニアの場合はNH_4^+，$(NH_3)_2H^+$である．次いで試料成分分子は，これらの反応イオンとイオン分子反応によりイオン化し，$(M+H)^+$，$(M+反応イオン)^+$，$(M-H)^+$あるいはM^+などの分子イオンを生じる．CI 法では生成する分子イオンの内部エネルギーが EI 法に比較して小さいために，

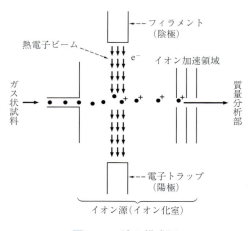

図11　EI法の模式図

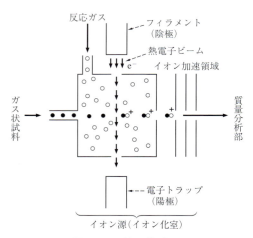

図12　CI法の模式図

フラグメンテーションはほとんど起こらない．これらイオンはイオンスリットを通過し，電圧によりさらに加速されて質量分析部に入る．

7) イオン部で生成したイオンを電場あるいは磁場を用いて質量/電荷数の違いに基づいて分離して検出する部分を，質量分析部と呼ぶ．ガスクロマトグラフに接続可能な質量分析部には磁場型，四重極型，イオントラップ型，飛行時間型，フーリエ変換型があるが，比較的汎用されているのは四重極型と磁場型である．

8) 生成したすべてのイオンを連続的に検出して保存し，これを合わせたクロマトグラムをトータルイオンクロマトグラムという．FID検出器を用いたガスクロマトグラムに類似したクロマトグラムが得られ，試料成分のクロマトグラムの全容を知ることができる．

　また，生成したすべてのイオンを連続的に検出して保存し，その中の数種類の一定の質量数に限定して連続的に示したクロマトグラムをマスクロマトグラムという．

　一方，目的化合物のマススペクトルから特徴的なイオンピークを選び，指定した数個以内のイオンの質量に対する加速電圧あるいは磁場強度を段階的に切り替えて，連続的に検出する方法を選択イオン検出（selected ion monitoring, SIM）といい，得られるクロマトグラムをSIMクロマトグラムと呼ぶ．SIMクロマトグラムはマスクロマトグラムに比較して，目的イオンの単位時間当たりの検出量が多く，検出感度は約100倍向上する．

9) 微量定量の精度を向上させるために，内標準物質として，目的化合物と同一の構造を有する^{2}Hまたは^{13}Cなどの安定同位体で標識された化合物の一定量（既知量）をあらかじめ試料に添加し，両者の比から定量を行う．安定同位体標識化合物の試料の前処理操作による回収率が目的化合物と同じであるとの仮定に基づいている．内標準物質として添加する安定同位体標識化合物には，目的化合物の同位体ピークとの重複を避けるために，同一分子内に3個以上の^{2}Hまたは^{13}Cを含む多重標識体を用いる．これらのうち，低価格であることから^{2}H標識化合物が汎用されるが，ガスクロマトグラフィーの保持時間が天然化合物に比較して若干短くなる．

（6）全有機炭素（TOC）計

　全有機炭素（TOC：total organic carbon）は，水中の種々の有機化合物に含まれている炭素量の総和である．測定方法には，燃焼酸化法および湿式酸化法の2つの方法がある．

1) 燃焼酸化法は，試料水を酸素または空気流とともに数百℃に加熱した酸化触媒充てん管に送り込み，有機物質中の炭素を二酸化炭素に酸化したのち，その濃度を非分散形赤外線ガス分析計で測定する．この条件では，炭酸塩も分解して二酸化炭素を発生し，水中の溶存二酸化炭素も同時に測定されることから，ここで得られる測定値は全炭素に相当する．無機体の炭素は，150℃に保った酸性触媒充てん管に試料水を送り込み，分解生成した二酸化炭素を測定する．この温度では有機物質は通常分解しない．したがって，両者の差からTOCを求めることができる．無機炭素をパージして除く方式もある．

2) 湿式酸化法は，試料水をペルオキソ二硫酸ナトリウム溶液が添加された紫外線反応槽に入れ，ペルオキソ二硫酸ナトリウムと紫外線により有機物質中の炭素を二酸化炭素に酸化したのち，その濃度を非分散形赤外線ガス分析計によって測定する．この条件で無機炭酸塩や水中の溶存二酸化炭素も同時に測定できることから，全炭素を測定することになる．
　TOCは，酸性曝気法により全無機炭素を除去したのち測定して求める．湿式酸化法では，粒子状物質，アルキルベンゼンスルホン酸，フミン酸，カフェイン，海水などの酸化が完全にできないことがある．また，前処理が必要なことから，揮発性有機物を損失することがある．

● TOC計は，ほとんどの有機物をほぼ完全に酸化することから全有機炭素を測定できる．これに対しBODは微生物酸化を利用するために各有機物に対する酸化率が異なる．また，CODは過マンガン酸カリウムなどの酸化剤により酸化することから，有機物によっては完全に酸化できないものもあり，さらに水中の還元性無機イオンにより影響を受ける．燃焼酸化法によるTOC計の概略図を図13に示す．

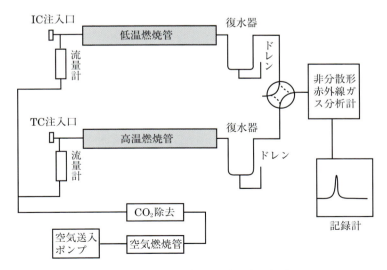

図13　TOC分析計（燃焼酸化法）の概略図

参考文献

1) 学校環境衛生管理マニュアル「学校環境衛生基準」の理論と実践［平成30年度改訂版］
   http://www.mext.go.jp/a_menu/kenko/hoken/1292482.htm
   (平成16年3月に作成し，平成22年3月に改訂，平成30年3月に改訂)［第1～第4，付一般試験法］
   ［PDF］http://www.mext.go.jp/component/a_menu/education/detail/__icsFiles/afieldfile/2018/06/06/1292465_01.pdf
2) 改訂版　学校環境衛生管理マニュアル　平成22年3月　文部科学省．［第1，第1-2(8)～(9)，第3-2，ほか］
3) 衛生試験法・注解2015，公益社団法人日本薬学会編，金原出版株式会社，2015．［第1～第4，付一般試験法］
4) 必携・衛生試験法，第2版，公益社団法人日本薬学会編，金原出版株式会社，2016．［第1～第4，付一般試験法］
5) 新訂「学校環境衛生基準」解説，日本学校薬剤師会編集，薬事日報社，2010．［第1，第2-1，第3-2，ほか］
6) 上水試験方法　II.理化学編，日本水道協会編，2011．［第2-1，第3-1］
7) JIS K 0106:2010 排ガス中の塩素分析方法．［第3-2］

「学校環境衛生基準」

(文部科学省告示第60号)
(平成30年3月30日告示第60号)

第1　教室等の環境に係る学校環境衛生基準

1　教室等の環境（換気、保温、採光、照明、騒音等の環境をいう。以下同じ。）に係る学校環境衛生基準は、次表の左欄に掲げる検査項目ごとに、同表の右欄のとおりとする。

検査項目		基準
換気及び保温等	(1) 換気	換気の基準として、二酸化炭素は、1500 ppm以下であることが望ましい。
	(2) 温度	17℃以上、28℃以下であることが望ましい。
	(3) 相対湿度	30％以上、80％以下であることが望ましい。
	(4) 浮遊粉じん	0.10 mg/m³以下であること。
	(5) 気流	0.5 m/秒以下であることが望ましい。
	(6) 一酸化炭素	10 ppm以下であること。
	(7) 二酸化窒素	0.06 ppm以下であることが望ましい。
	(8) 揮発性有機化合物	
	ア．ホルムアルデヒド	100 μg/m³以下であること。
	イ．トルエン	260 μg/m³以下であること。
	ウ．キシレン	870 μg/m³以下であること。
	エ．パラジクロロベンゼン	240 μg/m³以下であること。
	オ．エチルベンゼン	3800 μg/m³以下であること。
	カ．スチレン	220 μg/m³以下であること。
	(9) ダニ又はダニアレルゲン	100匹/m²以下又はこれと同等のアレルゲン量以下であること。
採光及び照明	(10) 照度	㋐　教室及びそれに準ずる場所の照度の下限値は、300 lx（ルクス）とする。また、教室及び黒板の照度は、500 lx以上であることが望ましい。 ㋑　教室及び黒板のそれぞれの最大照度と最小照度の比は、20：1を超えないこと。また、10：1を超えないことが望ましい。 ㋒　コンピュータを使用する教室等の机上の照度は、500〜1000 lx程度が望ましい。 ㋓　テレビやコンピュータ等の画面の垂直面照度は、100〜500 lx程度が望ましい。

検査項目		基　準
採光及び照明		(オ) その他の場所における照度は、工業標準化法（昭和24年法律第185号）に基づく日本工業規格（以下「日本工業規格」という。）Z9110に規定する学校施設の人工照明の照度基準に適合すること。
	(11) まぶしさ	(ア) 児童生徒等から見て、黒板の外側15°以内の範囲に輝きの強い光源（昼光の場合は窓）がないこと。 (イ) 見え方を妨害するような光沢が、黒板面及び机上面にないこと。 (ウ) 見え方を妨害するような電灯や明るい窓等が、テレビ及びコンピュータ等の画面に映じていないこと。
騒音	(12) 騒音レベル	教室内の等価騒音レベルは、窓を閉じているときはLAeq 50dB（デシベル）以下、窓を開けているときはLAeq 55dB以下であることが望ましい。

2　1の学校環境衛生基準の達成状況を調査するため、次表の左欄に掲げる検査項目ごとに、同表の右欄に掲げる方法又はこれと同等以上の方法により、検査項目(1)～(7)及び(10)～(12)については、毎学年2回、検査項目(8)及び(9)については、毎学年1回定期に検査を行うものとする。

検査項目		方　法
換気及び保温等	(1) 換気	二酸化炭素は、検知管法により測定する。
	(2) 温度	0.5度目盛の温度計を用いて測定する。
	(3) 相対湿度	0.5度目盛の乾湿球湿度計を用いて測定する。
	(4) 浮遊粉じん	相対沈降径10μm以下の浮遊粉じんをろ紙に捕集し、その質量による方法（Low-Volume Air Sampler法）又は質量濃度変換係数(K)を求めて質量濃度を算出する相対濃度計を用いて測定する。
	(5) 気流	0.2m/秒以上の気流を測定することができる風速計を用いて測定する。
	(6) 一酸化炭素	検知管法により測定する。
	(7) 二酸化窒素	ザルツマン法により測定する。
	(8) 揮発性有機化合物	揮発性有機化合物の採取は、教室等内の温度が高い時期に行い、吸引方式では30分間で2回以上、拡散方式では8時間以上行う。
	ア．ホルムアルデヒド	ジニトロフェニルヒドラジン誘導体固相吸着/溶媒抽出法により採取し、高速液体クロマトグラフ法により測定する。

	検査項目	方　法
換気及び保温等	イ．トルエン ウ．キシレン エ．パラジクロロベンゼン オ．エチルベンゼン カ．スチレン	固相吸着/溶媒抽出法、固相吸着/加熱脱着法、容器採取法のいずれかの方法により採取し、ガスクロマトグラフー質量分析法により測定する。
	(9) ダニ又はダニアレルゲン	温度及び湿度が高い時期に、ダニの発生しやすい場所において1m^{2}を電気掃除機で1分間吸引し、ダニを捕集する。捕集したダニは、顕微鏡で計数するか、アレルゲンを抽出し、酵素免疫測定法によりアレルゲン量を測定する。

備考
一　検査項目(1)～(7)については、学校の授業中等に、各階1以上の教室等を選び、適当な場所1か所以上の机上の高さにおいて検査を行う。
　　検査項目(4)及び(5)については、空気の温度、湿度又は流量を調節する設備を使用している教室等以外の教室等においては、必要と認める場合に検査を行う。
　　検査項目(4)については、検査の結果が著しく基準値を下回る場合には、以後教室等の環境に変化が認められない限り、次回からの検査を省略することができる。
　　検査項目(6)及び(7)については、教室等において燃焼器具を使用していない場合に限り、検査を省略することができる。
二　検査項目(8)については、普通教室、音楽室、図工室、コンピュータ教室、体育館等必要と認める教室において検査を行う。
　　検査項目(8)ウ～カについては、必要と認める場合に検査を行う。
　　検査項目(8)については、児童生徒等がいない教室等において、30分以上換気の後5時間以上密閉してから採取し、ホルムアルデヒドにあっては高速液体クロマトグラフ法により、トルエン、キシレン、パラジクロロベンゼン、エチルベンゼン、スチレンにあってはガスクロマトグラフー質量分析法により測定した場合に限り、その結果が著しく基準値を下回る場合には、以後教室等の環境に変化が認められない限り、次回からの検査を省略することができる。
三　検査項目(9)については、保健室の寝具、カーペット敷の教室等において検査を行う。

	検査項目	方　法
採光及び照明	(10) 照度	日本工業規格C1609に規定する照度計の規格に適合する照度計を用いて測定する。 　教室の照度は、図に示す9か所に最も近い児童生徒等の机上で測定し、それらの最大照度、最小照度で示す。 　黒板の照度は、図に示す9か所の垂直面照度を測定し、それらの最大照度、最小照度で示す。 　教室以外の照度は、床上75cmの水平照度を測定する。なお、体育施設及び幼稚園等の照度は、それぞれの実態に即して測定する。
	(11) まぶしさ	見え方を妨害する光源、光沢の有無を調べる。

検査項目	方法
採光及び照明 図 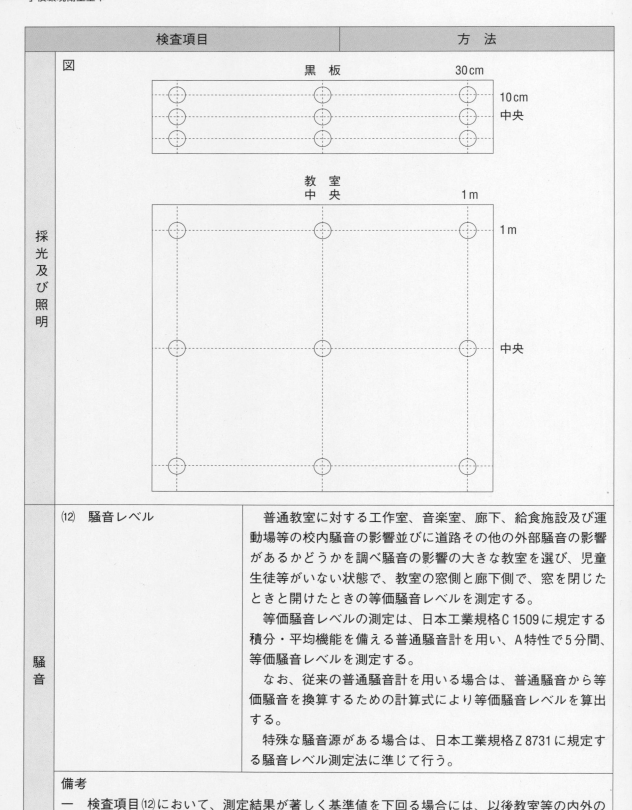	
(12) 騒音レベル	普通教室に対する工作室、音楽室、廊下、給食施設及び運動場等の校内騒音の影響並びに道路その他の外部騒音の影響があるかどうかを調べ騒音の影響の大きな教室を選び、児童生徒等がいない状態で、教室の窓側と廊下側で、窓を閉じたときと開けたときの等価騒音レベルを測定する。 　等価騒音レベルの測定は、日本工業規格C 1509に規定する積分・平均機能を備える普通騒音計を用い、A特性で5分間、等価騒音レベルを測定する。 　なお、従来の普通騒音計を用いる場合は、普通騒音から等価騒音を換算するための計算式により等価騒音レベルを算出する。 　特殊な騒音源がある場合は、日本工業規格Z 8731に規定する騒音レベル測定法に準じて行う。
備考 一　検査項目(12)において、測定結果が著しく基準値を下回る場合には、以後教室等の内外の環境に変化が認められない限り、次回からの検査を省略することができる。	

第2　飲料水等の水質及び施設・設備に係る学校環境衛生基準

1　飲料水等の水質及び施設・設備に係る学校環境衛生基準は、次表の左欄に掲げる検査項目ごとに、同表の右欄のとおりとする。

検査項目			基　準
水質	(1) 水道水を水源とする飲料水（専用水道を除く。）の水質		
		ア．一般細菌	水質基準に関する省令（平成15年厚生労働省令第101号）の表の下欄に掲げる基準による。
		イ．大腸菌	
		ウ．塩化物イオン	
		エ．有機物（全有機炭素（TOC）の量）	
		オ．pH値	
		カ．味	
		キ．臭気	
		ク．色度	
		ケ．濁度	
		コ．遊離残留塩素	水道法施行規則（昭和32年厚生省令第45号）第17条第1項第3号に規定する遊離残留塩素の基準による。
	(2) 専用水道に該当しない井戸水等を水源とする飲料水の水質		
		ア．専用水道（水道法（昭和32年法律第177号）第3条第6項に規定する「専用水道」をいう。以下同じ。）が実施すべき水質検査の項目	水質基準に関する省令の表の下欄に掲げる基準による。
		イ．遊離残留塩素	水道法施行規則第17条第1項第3号に規定する遊離残留塩素の基準による。
	(3) 専用水道（水道水を水源とする場合を除く。）及び専用水道に該当しない井戸水等を水源とする飲料水の原水の水質		

検査項目			基　準
水質		ア．一般細菌	水質基準に関する省令の表の下欄に掲げる基準による。
		イ．大腸菌	
		ウ．塩化物イオン	
		エ．有機物（全有機炭素（TOC）の量）	
		オ．pH値	
		カ．味	
		キ．臭気	
		ク．色度	
		ケ．濁度	
	(4) 雑用水の水質		
		ア．pH値	5.8以上8.6以下であること。
		イ．臭気	異常でないこと。
		ウ．外観	ほとんど無色透明であること。
		エ．大腸菌	検出されないこと。
		オ．遊離残留塩素	0.1mg/L（結合残留塩素の場合は0.4mg/L）以上であること。
施設・設備	(5) 飲料水に関する施設・設備		
		ア．給水源の種類	上水道、簡易水道、専用水道、簡易専用水道及び井戸その他の別を調べる。
		イ．維持管理状況等	㈠ 配管、給水栓、給水ポンプ、貯水槽及び浄化設備等の給水施設・設備は、外部からの汚染を受けないように管理されていること。また、機能は適切に維持されていること。 ㈡ 給水栓は吐水口空間が確保されていること。 ㈢ 井戸その他を給水源とする場合は、汚水等が浸透、流入せず、雨水又は異物等が入らないように適切に管理されていること。 ㈣ 故障、破損、老朽又は漏水等の箇所がないこと。 ㈤ 塩素消毒設備又は浄化設備を設置している場合は、その機能が適切に維持されていること。
		ウ．貯水槽の清潔状態	貯水槽の清掃は、定期的に行われていること。
	(6) 雑用水に関する施設・設備		㈠ 水管には、雨水等雑用水であることを表示していること。 ㈡ 水栓を設ける場合は、誤飲防止の構造が維持され、飲用不可である旨表示していること。

	検査項目	基　準
施設・設備		(ウ) 飲料水による補給を行う場合は、逆流防止の構造が維持されていること。 (エ) 貯水槽は、破損等により外部からの汚染を受けず、その内部は清潔であること。 (オ) 水管は、漏水等の異常が認められないこと。

2　1の学校環境衛生基準の達成状況を調査するため、次表の左欄に掲げる検査項目ごとに、同表の右欄に掲げる方法又はこれと同等以上の方法により、検査項目(1)については、毎学年1回、検査項目(2)については、水道法施行規則第54条において準用する水道法施行規則第15条に規定する専用水道が実施すべき水質検査の回数、検査項目(3)については、毎学年1回、検査項目(4)については、毎学年2回、検査項目(5)については、水道水を水源とする飲料水にあっては、毎学年1回、井戸水等を水源とする飲料水にあっては、毎学年2回、検査項目(6)については、毎学年2回定期に検査を行うものとする。

	検査項目		方　法
水質	(1) 水道水を水源とする飲料水（専用水道を除く）の水質		
		ア．一般細菌	水質基準に関する省令の規定に基づき厚生労働大臣が定める方法（平成15年厚生労働省告示第261号）により測定する。
		イ．大腸菌	
		ウ．塩化物イオン	
		エ．有機物（全有機炭素（TOC）の量）	
		オ．pH値	
		カ．味	
		キ．臭気	
		ク．色度	
		ケ．濁度	
		コ．遊離残留塩素	水道法施行規則第17条第2項の規定に基づき厚生労働大臣が定める遊離残留塩素及び結合残留塩素の検査方法（平成15年厚生労働省告示第318号）により測定する。
	備考 一　検査項目(1)については、貯水槽がある場合には、その系統ごとに検査を行う。		
	(2) 専用水道に該当しない井戸水等を水源とする飲料水の水質		
		ア．専用水道が実施すべき水質検査の項目	水質基準に関する省令の規定に基づき厚生労働大臣が定める方法により測定する。

	検査項目	方　　法
水質	イ．遊離残留塩素	水道法施行規則第17条第2項の規定に基づき厚生労働大臣が定める遊離残留塩素及び結合残留塩素の検査方法により測定する。
	(3) 専用水道（水道水を水源とする場合を除く。）及び専用水道に該当しない井戸水等を水源とする飲料水の原水の水質	
	ア．一般細菌	水質基準に関する省令の規定に基づき厚生労働大臣が定める方法により測定する。
	イ．大腸菌	
	ウ．塩化物イオン	
	エ．有機物（全有機炭素（TOC）の量）	
	オ．pH値	
	カ．味	
	キ．臭気	
	ク．色度	
	ケ．濁度	
	(4) 雑用水の水質	
	ア．pH値	水質基準に関する省令の規定に基づき厚生労働大臣が定める方法により測定する。
	イ．臭気	
	ウ．外観	目視によって、色、濁り、泡立ち等の程度を調べる。
	エ．大腸菌	水質基準に関する省令の規定に基づき厚生労働大臣が定める方法により測定する。
	オ．遊離残留塩素	水道法施行規則第17条第2項の規定に基づき厚生労働大臣が定める遊離残留塩素及び結合残留塩素の検査方法により測定する。
施設・設備	(5) 飲料水に関する施設・設備	
	ア．給水源の種類	給水施設の外観や貯水槽内部を点検するほか、設備の図面、貯水槽清掃作業報告書等の書類について調べる。
	イ．維持管理状況等	
	ウ．貯水槽の清潔状態	
	(6) 雑用水に関する施設・設備	施設の外観や貯水槽等の内部を点検するほか、設備の図面等の書類について調べる。

第3　学校の清潔、ネズミ、衛生害虫等及び教室等の備品の管理に係る学校環境衛生基準

1　学校の清潔、ネズミ、衛生害虫等及び教室等の備品の管理に係る学校環境衛生基準は、次表の左欄に掲げる検査項目ごとに、同表の右欄のとおりとする。

	検査項目	基　準
学校の清潔	(1) 大掃除の実施	大掃除は、定期に行われていること。
	(2) 雨水の排水溝等	屋上等の雨水排水溝に、泥や砂等が堆積していないこと。また、雨水配水管の末端は、砂や泥等により管径が縮小していないこと。
	(3) 排水の施設・設備	汚水槽、雑排水槽等の施設・設備は、故障等がなく適切に機能していること。
ネズミ、衛生害虫等	(4) ネズミ、衛生害虫等	校舎、校地内にネズミ、衛生害虫等の生息が認められないこと。
教室等の備品の管理	(5) 黒板面の色彩	(ｱ) 無彩色の黒板面の色彩は、明度が3を超えないこと。 (ｲ) 有彩色の黒板面の色彩は、明度及び彩度が4を超えないこと。

2　1の学校環境衛生基準の達成状況を調査するため、次表の左欄に掲げる検査項目ごとに、同表の右欄に掲げる方法又はこれと同等以上の方法により、検査項目(1)については、毎学年3回、検査項目(2)～(5)については、毎学年1回定期に検査を行うものとする。

	検査項目	方　法
学校の清潔	(1) 大掃除の実施	清掃方法及び結果を記録等により調べる。
	(2) 雨水の排水溝等	雨水の排水溝等からの排水状況を調べる。
	(3) 排水の施設・設備	汚水槽、雑排水槽等の施設・設備からの排水状況を調べる。

	検査項目	方法
ネズミ、衛生害虫等	(4) ネズミ、衛生害虫等	ネズミ、衛生害虫等の生態に応じて、その生息、活動の有無及びその程度等を調べる。
教室等の備品の管理	(5) 黒板面の色彩	明度、彩度の検査は、黒板検査用色票を用いて行う。

第4　水泳プールに係る学校環境衛生基準

1　水泳プールに係る学校環境衛生基準は、次表の左欄に掲げる検査項目ごとに、同表の右欄のとおりとする。

	検査項目	基　準
水質	(1) 遊離残留塩素	0.4mg/L以上であること。また、1.0mg/L以下であることが望ましい。
	(2) pH値	5.8以上8.6以下であること。
	(3) 大腸菌	検出されないこと。
	(4) 一般細菌	1mL中200コロニー以下であること。
	(5) 有機物等（過マンガン酸カリウム消費量）	12mg/L以下であること。
	(6) 濁度	2度以下であること。
	(7) 総トリハロメタン	0.2mg/L以下であることが望ましい。
	(8) 循環ろ過装置の処理水	循環ろ過装置の出口における濁度は、0.5度以下であること。また、0.1度以下であることが望ましい。
施設・設備の衛生状態	(9) プール本体の衛生状況等	(ア) プール水は、定期的に全換水するとともに、清掃が行われていること。 (イ) 水位調整槽又は還水槽を設ける場合は、点検及び清掃を定期的に行うこと。

	検査項目	基　準
施設・設備の衛生状態	⑽　浄化設備及びその管理状況	㋐　循環浄化式の場合は、ろ材の種類、ろ過装置の容量及びその運転時間が、プール容積及び利用者数に比して十分であり、その管理が確実に行われていること。 ㋑　オゾン処理設備又は紫外線処理設備を設ける場合は、その管理が確実に行われていること。
	⑾　消毒設備及びその管理状況	㋐　塩素剤の種類は、次亜塩素酸ナトリウム液、次亜塩素酸カルシウム又は塩素化イソシアヌル酸のいずれかであること。 ㋑　塩素剤の注入が連続注入式である場合は、その管理が確実に行われていること。
	⑿　屋内プール	
	ア．空気中の二酸化炭素	1500ppm以下が望ましい。
	イ．空気中の塩素ガス	0.5ppm以下が望ましい。
	ウ．水平面照度	200 lx以上が望ましい。
備考 一　検査項目⑼については、浄化設備がない場合には、汚染を防止するため、1週間に1回以上換水し、換水時に清掃が行われていること。この場合、腰洗い槽を設置することが望ましい。 　　また、プール水等を排水する際には、事前に残留塩素を低濃度にし、その確認を行う等、適切な処理が行われていること。		

2　1の学校環境衛生基準の達成状況を調査するため、次表の左欄に掲げる検査項目ごとに、同表の右欄に掲げる方法又はこれと同等以上の方法により、検査項目⑴～⑹については、使用日の積算が30日以内ごとに1回、検査項目⑺については、使用期間中の適切な時期に1回以上、検査項目⑻～⑿については、毎学年1回定期に検査を行うものとする。

	検査項目	方　法
水質	⑴　遊離残留塩素	水道法施行規則第17条第2項の規定に基づき厚生労働大臣が定める遊離残留塩素及び結合残留塩素の検査方法により測定する。
	⑵　pH値	水質基準に関する省令の規定に基づき厚生労働大臣が定める方法により測定する。
	⑶　大腸菌	
	⑷　一般細菌	
	⑸　有機物等（過マンガン酸カリウム消費量）	過マンガン酸カリウム消費量として、滴定法による。

検査項目		方　　法
水質	(6) 濁度	水質基準に関する省令の規定に基づき厚生労働大臣が定める方法により測定する。
	(7) 総トリハロメタン	
	(8) 循環ろ過装置の処理水	
	備考 一　検査項目(7)については、プール水を1週間に1回以上全換水する場合は、検査を省略することができる。	
施設・設備の衛生状態	(9) プール本体の衛生状況等	プール本体の構造を点検するほか、水位調整槽又は還水槽の管理状況を調べる。
	(10) 浄化設備及びその管理状況	プールの循環ろ過器等の浄化設備及びその管理状況を調べる。
	(11) 消毒設備及びその管理状況	消毒設備及びその管理状況について調べる。
	(12) 屋内プール	
	ア．空気中の二酸化炭素	検知管法により測定する。
	イ．空気中の塩素ガス	検知管法により測定する。
	ウ．水平面照度	日本工業規格C 1609に規定する照度計の規格に適合する照度計を用いて測定する。

第5　日常における環境衛生に係る学校環境衛生基準

1　学校環境衛生の維持を図るため、第1から第4に掲げる検査項目の定期的な環境衛生検査等のほか、次表の左欄に掲げる検査項目について、同表の右欄の基準のとおり、毎授業日に点検を行うものとする。

検査項目		基　　準
教室等の環境	(1) 換気	(ア) 外部から教室に入ったとき、不快な刺激や臭気がないこと。 (イ) 換気が適切に行われていること。
	(2) 温度	17℃以上、28℃以下であることが望ましい。
	(3) 明るさとまぶしさ	(ア) 黒板面や机上等の文字、図形等がよく見える明るさがあること。 (イ) 黒板面、机上面及びその周辺に見え方を邪魔するまぶしさがないこと。 (ウ) 黒板面に光るような箇所がないこと。
	(4) 騒音	学習指導のための教師の声等が聞き取りにくいことがないこと。

検査項目		基　準
飲料水等の水質及び施設・設備	(5) 飲料水の水質	(ア) 給水栓水については、遊離残留塩素が0.1mg/L以上保持されていること。ただし、水源が病原生物によって著しく汚染されるおそれのある場合には、遊離残留塩素が0.2mg/L以上保持されていること。 (イ) 給水栓水については、外観、臭気、味等に異常がないこと。 (ウ) 冷水器等飲料水を貯留する給水器具から供給されている水についても、給水栓水と同様に管理されていること。
	(6) 雑用水の水質	(ア) 給水栓水については、遊離残留塩素が0.1mg/L以上保持されていること。ただし、水源が病原生物によって著しく汚染されるおそれのある場合には、遊離残留塩素が0.2mg/L以上保持されていること。 (イ) 給水栓水については、外観、臭気に異常がないこと。
	(7) 飲料水等の施設・設備	(ア) 水飲み、洗口、手洗い場及び足洗い場並びにその周辺は、排水の状況がよく、清潔であり、その設備は破損や故障がないこと。 (イ) 配管、給水栓、給水ポンプ、貯水槽及び浄化設備等の給水施設・設備並びにその周辺は、清潔であること。
学校清潔及びネズミ、衛生害虫等	(8) 学校の清潔	(ア) 教室、廊下等の施設及び机、いす、黒板等教室の備品等は、清潔であり、破損がないこと。 (イ) 運動場、砂場等は、清潔であり、ごみや動物の排泄物等がないこと。 (ウ) 便所の施設・設備は、清潔であり、破損や故障がないこと。 (エ) 排水溝及びその周辺は、泥や砂が堆積しておらず、悪臭がないこと。 (オ) 飼育動物の施設・設備は、清潔であり、破損がないこと。 (カ) ごみ集積場及びごみ容器等並びにその周辺は、清潔であること。
	(9) ネズミ、衛生害虫等	校舎、校地内にネズミ、衛生害虫等の生息が見られないこと。
水泳プールの管理	(10) プール水等	(ア) 水中に危険物や異常なものがないこと。 (イ) 遊離残留塩素は、プールの使用前及び使用中1時間ごとに1回以上測定し、その濃度は、どの部分でも0.4mg/L以上保持されていること。また、遊離残留塩素は1.0mg/L以下が望ましい。 (ウ) pH値は、プールの使用前に1回測定し、pH値が基準値程度に保たれていることを確認すること。 (エ) 透明度に常に留意し、プール水は、水中で3m離れた位置からプールの壁面が明確に見える程度に保たれていること。

検査項目		基 準
水泳プールの管理	(11) 附属施設・設備等	プールの附属施設・設備、浄化設備及び消毒設備等は、清潔であり、破損や故障がないこと。

2　点検は、官能法によるもののほか、第1から第4に掲げる検査方法に準じた方法で行うものとする。

第6　雑則

1　学校においては、次のような場合、必要があるときは、臨時に必要な検査を行うものとする。
　(1)　感染症又は食中毒の発生のおそれがあり、また、発生したとき。
　(2)　風水害等により環境が不潔になり又は汚染され、感染症の発生のおそれがあるとき。
　(3)　新築、改築、改修等及び机、いす、コンピュータ等新たな学校用備品の搬入等により揮発性有機化合物の発生のおそれがあるとき。
　(4)　その他必要なとき。

2　臨時に行う検査は、定期に行う検査に準じた方法で行うものとする。

3　定期及び臨時に行う検査の結果に関する記録は、検査の日から5年間保存するものとする。また、毎授業日に行う点検の結果は記録するよう努めるとともに、その記録を点検日から3年間保存するよう努めるものとする。

4　検査に必要な施設・設備等の図面等の書類は、必要に応じて閲覧できるように保存するものとする。

薬剤師国家試験 衛生試験法関連問題（第97～103回）

※囲み見出しは本文該当項目

第1 教室等の環境に係る試験法

〈第97回，問242-243〉

　室内空気を汚染させる原因物質には，二酸化炭素，一酸化炭素，じんあい，微生物，化学物質などがある。医療施設では清浄度によるゾーニングがなされ，各エリアの空調管理が行われている。

① **問242** 室内環境管理に関する記述のうち，正しいのはどれか。2つ選べ。

1 室内空気を衛生的に保つため，二酸化炭素濃度は 1.0 % 以下とされている。
2 レジオネラ症の主症状は，激しい下痢である。
3 二酸化炭素は，通常，検知管法で測定される。
4 ホルムアルデヒドは，シックハウス症候群の原因となる。

② **問243** 4人の患者が入院している病室の必要換気量が 90 m³/h であるとき，この病室の必要換気回数（回/h）はどれか。1つ選べ。ただし，この病室は，床面積 60 m²，床から天井までの高さ 3 m の直方体とする。

1　0.3　　2　0.5　　3　1　　4　2　　5　3

③ 〈第98回，問138〉

　アスマン通風乾湿計と乾カタ温度計を用いて，室温 25℃ の部屋における感覚温度を測定するときの感覚温度の高低に関する記述のうち，正しいのはどれか。2つ選べ。

1 同じ乾カタ温度計を用いるならば，そのアルコール柱が 38℃ から 35℃ に降下する時間が長い方が，感覚温度は低い。
2 乾カタ温度計のアルコール柱が 38℃ から 35℃ に降下する時間が同じならば，その温度計のカタ係数が大きい方が，感覚温度は低い。
3 気動が小さい方が，感覚温度は低い。
4 気湿が高い方が，感覚温度は低い。
5 アスマン通風乾湿計の湿球示度が低い方が，感覚温度は低い。

④ 〈第99回，問139〉

　気温 26.5℃ の室内で，カタ係数 360（mcal/cm²）のカタ温度計を用いて，そのアルコール柱が 38℃ から 35℃ に下降する時間を5回測定したところ，測定値の平均値は 95 秒であった。このとき室内の気動（m/sec）はいくらか。最も近い値を1つ選べ。なお，気動（V）は以下の計算式により算出することができる。

気動 1 m/sec 以下（$H/\theta \leq 0.60$）の場合

$$V = \left(\frac{H/\theta - 0.20}{0.40}\right)^2$$

気動 1 m/sec 以上（$H/\theta \geq 0.60$）の場合

$$V = \left(\frac{H/\theta - 0.13}{0.47}\right)^2$$

H：カタ冷却力　　θ：（36.5 − 室温）℃

1　0.14　2　0.20　3　0.28　4　0.48　5　1.5

〈第100回，問244-245〉

　最近改築した小学校の学校保健安全委員会で，養護教諭から，「めまいや頭痛，のどの痛みなどを訴えて，保健室に来る児童が増えた。」との報告があった。また，保護者からは，「最近，子供の集中力が低下した。」との声が多く聞かれた。

⑤ **問244** 原因究明のため，学校薬剤師が教室等の室内空気について速やかに検査を行うべき項目として適切なのはどれか。1つ選べ。

1 揮発性有機化合物濃度
2 二酸化炭素濃度
3 一酸化炭素濃度
4 二酸化窒素濃度
5 ダニまたはダニアレルゲン量

⑥ **問245** 検査項目とその測定法の組合せのうち，正しいのはどれか。2つ選べ。

	検査項目	測定法
1	揮発性有機化合物濃度	モール法
2	二酸化炭素濃度	パラロザニリン法

3 一酸化炭素濃度 ─────── 赤外線吸収法
4 二酸化窒素濃度 ─────── ザルツマン法
5 ダニまたは
　ダニアレルゲン量 ─────── 標準寒天培地法

⑦〈第101回，問140〉
ある教室の室内環境について，以下の数値を得た。

アスマン通風乾湿計の乾球温度	21.0℃
アスマン通風乾湿計の湿球温度	15.0℃
黒球温度計の示度	22.5℃
湿度図表から求めた相当湿球温度	16.0℃
（黒球温度に対応する湿球温度）	
気動	1.0 m/sec

これらの値と，以下の補正感覚温度（CET）図表（座標軸のタイトルは表示していない）を用いて求められる熱輻射を考慮した補正感覚温度，実効輻射温度の正しい組合せはどれか。1つ選べ。

	熱輻射を考慮した補正感覚温度	実効輻射温度
1	16.0℃	7.5℃
2	16.0℃	1.5℃
3	17.1℃	7.5℃
4	17.1℃	1.5℃
5	18.2℃	7.5℃
6	18.2℃	1.5℃

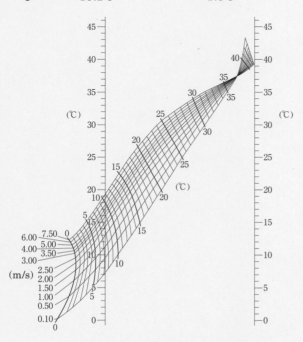

出典「衛生試験法・注解2015」（日本薬学会・編）（一部改変）

⑧〈第102回　問24〉
アスマン通風乾湿計と乾カタ温度計のみを用いて測定できる室内空気環境の指標はどれか。1つ選べ。

1 必要換気量
2 気動
3 熱輻射
4 湿カタ冷却力
5 補正感覚温度

⑨〈第103回　問140〉
室内換気の重要な指標である二酸化炭素に関する記述のうち，正しいのはどれか。2つ選べ。

1 ヒトの呼気中には，10〜15％の二酸化炭素が含まれる。
2 血液中では酸素よりも強くヘモグロビンのヘム鉄に結合し，ヘモグロビンの機能を妨げる。
3 一酸化炭素とは異なり，非分散型赤外線吸収装置を用いて測定することはできない。
4 NaOH・チモールフタレイン検知剤を用いた検知管法では，検知剤が二酸化炭素と反応して薄い桃色に変化する。
5 学校環境衛生基準では，室内の濃度は1,500 ppm以下が望ましいとされている。

⑩〈第98回，問137〉
大気中窒素酸化物の定量法であるザルツマン法に関する記述のうち，正しいのはどれか。2つ選べ。

1 ザルツマン法を用いた自動測定器による連続自動測定法は，環境基準の測定法として用いられている。
2 サーマルNO_xとフューエルNO_xを分別定量することができる。
3 酸化剤として硫酸酸性の過マンガン酸カリウム溶液が用いられる。
4 ザルツマン試薬は，NOとNO_2の両方と反応する。

⑪〈第99回，問240〉
大気中には，花粉や土埃，ディーゼル排気粒子など様々な種類の粒子状物質が存在し，これらを吸入すると有害作用が現れることがある。大気中に浮遊する粒子状物質に関する記述のうち，正しいのはどれか。2つ選べ。

1 環境基準が定められている「浮遊粒子状物質」

は、粒径が10μm以下の粒子のことである。
2 2000年以降、浮遊粒子状物質の環境基準達成率は、10％程度で推移している。
3 環境基準が定められている「微小粒子状物質」は、粒径が0.1μm以下の粒子のことである。
4 ハイボリュームエアサンプラーは、浮遊粒子状物質の試料採取に使われる装置の1つである。
5 非分散型赤外分析法は、浮遊粒子状物質の定量に用いられる方法の1つである。

第2　飲料水等の水質に係る試験法

⑫〈第97回，問23〉
ジエチル-p-フェニレンジアミン（DPD）法による水道水中の残留塩素の測定において、DPDと速やかに反応して赤色を呈するのはどれか。1つ選べ。

1　HClO　　2　NH_2Cl　　3　$NHCl_2$
4　NCl_3　　5　$CHCl_3$

⑬〈第97回，問138〉
水道原水に塩素を注入すると、塩素注入量と残留塩素濃度について図のような関係がみられた。これに関する記述のうち、正しいのはどれか。1つ選べ。

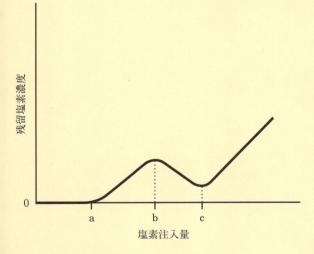

1　aの塩素量を塩素要求量という。
2　(b−a)の塩素量を塩素消費量という。
3　純水の場合には、この原水に比べて、塩素消費量と塩素要求量が大きい。
4　aとcの間で主に検出される残留塩素は結合残留塩素である。
5　我が国の水道水消毒では、b以上の塩素量を注入する方法が用いられている。

〈第97回，問238-239〉
ある薬剤師が、中学校の学校薬剤師として委嘱された。以下の問に答えよ。

⑭問238　学校薬剤師として以下の行為を行った。**適切でないのはどれか。1つ選べ。**

1　校舎屋上の貯水タンクを改修したので、水道水に大腸菌が検出されないことを確認した。
2　保健室のベッドについて、ダニの有無を検査した。
3　処方せんを学校へ持参した生徒がいたので、保健室で調剤した。
4　節電のために蛍光灯の数を減らしたので、教室の照度が十分か調べた。
5　麻薬や覚せい剤の危険性について指導した。

⑮問239　勤務する学校の水道水中の残留塩素を検査したところ、遊離残留塩素濃度は0.2 mg/L、結合残留塩素濃度は0.3 mg/Lであった。これに関する記述のうち、正しいのはどれか。1つ選べ。

1　結合残留塩素が基準を満たしているので、塩素消毒は十分である。
2　遊離残留塩素が基準を満たしているので、塩素消毒は十分である。
3　結合残留塩素が基準を満たしていないので、塩素消毒は不十分である。
4　遊離残留塩素が基準を満たしていないので、塩素消毒は不十分である。
5　遊離残留塩素及び結合残留塩素がともに基準を満たしていないので、塩素消毒は不十分である。

〈第98回，問242-243〉
水道水を高架水槽に貯水し、改めて塩素消毒装置を通したのち校内に給水している学校で、学校薬剤師が水道水及び給水せんにおける水の両方について水質試験を実施した。その結果の一部を以下に示す。

	貯水する前の水道水	給水せんにおける水
pH	6.8	6.9
遊離残留塩素	0.16 mg/L	0.010 mg/L
塩化物イオン	25.1 mg/L	26.0 mg/L
全有機炭素	1.4 mg/L	5.6 mg/L
一般細菌	3集落/mL	115集落/mL
大腸菌	不検出	不検出

⑯ 問242　この結果から推測される内容として適切なのはどれか。2つ選べ。

1　校内給水系統での汚染はない。
2　校内給水系統に，し尿浄化槽排水が混入しているおそれがある。
3　高架水槽内部が汚染されているおそれがある。
4　塩素消毒装置が機能を果たしていない可能性がある。
5　貯水する前の水道水が汚染されているおそれがある。

⑰ 問243　学校薬剤師が試料採取の現場で測定する必要のある項目はどれか。1つ選べ。

1　遊離残留塩素
2　塩化物イオン
3　全有機炭素
4　一般細菌
5　大腸菌

⑱〈第99回，問23〉
水道水の総硬度を測定する試験法はどれか。1つ選べ。

1　ジエチル-p-フェニレンジアミン（DPD）法
2　エチレンジアミン四酢酸（EDTA）による滴定法（エリオクロムブラックT法）
3　インドフェノール法
4　硝酸銀滴定法（モール法）
5　オルトフェナントロリン法

⑲〈第100回，問136〉
以下は，水道水の水質基準項目の1つを測定する試験法に関する記述である。文中の（　）に入れるべき試薬と字句の正しい組合せはどれか。1つ選べ。
試験水に（ア）を含む反応液を加えて反応させ，対照と比べて，（イ）の有無を観察する。

	ア	イ
1	a	青色蛍光の増加
2	a	黄色発色の増強
3	a	赤色沈殿の生成
4	b	青色蛍光の増加
5	b	黄色発色の増強
6	b	赤色沈殿の生成

試薬a　試薬b

〈第102回　問242-243〉
学校薬剤師が小学校の水道水の水質検査を行った。結果は以下の通りであった。

一般細菌	36集落/mL
大腸菌	検出されず
塩化物イオン	27 mg/L
全有機炭素（TOC）	1 mg/L
pH値	7.0
味	異常なし
臭気	異常なし
色度	0.5度
濁度	0.1度
遊離残留塩素	0.3 mg/L

⑳ 問242（実務）　学校薬剤師が採水の現場で測定すべき項目はどれか。2つ選べ。

1　一般細菌
2　大腸菌
3　全有機炭素
4　臭気
5　遊離残留塩素

㉑ 問243（衛生）　この水道水の水質検査に関する記述のうち，正しいのはどれか。2つ選べ。

1　大腸菌は検出されていないが，一般細菌が検出されているので，水質基準を満たしていない。
2　塩化物イオン濃度は，し尿等の混入があると値が増加する。
3　全有機炭素（TOC）の測定値は，水道水中の還元性無機イオンの影響を受けにくい。
4　トリハロメタンの濃度が高いと色度，濁度のいずれも高くなる。
5　遊離残留塩素が水質基準を超えているため，このままでは飲料に適さない。

第3 水泳プールに係る試験法

〈第101回, 問242-243〉

学校薬剤師が，小学校の屋外にあるプールの水質検査を，プールの対角線上の3点の水面下20 cmのA，B，Cで実施した。結果は下表の通りであった。

	A	B	C
pH	7.2	7.2	7.2
遊離残留塩素（mg/L）	0.3	0.2	0.2

㉒ 問242 学校薬剤師が行う説明として適切なのはどれか。2つ選べ。

1 プール水の遊離残留塩素が基準を満たしていないと指摘した。
2 プール水のpHが基準を満たしていないと指摘した。
3 遊離残留塩素の基準を満たすことはプール熱の発生予防や，クリプトスポリジウムの増殖予防に有効であると説明した。
4 晴天時，紫外線の強いときは遊離残留塩素の消費が高まると説明した。

㉓ 問243 プール水の検査項目でないのはどれか。1つ選べ。

1 塩化物イオン
2 大腸菌
3 一般細菌
4 過マンガン酸カリウム消費量
5 総トリハロメタン

〈第103回 問242-243〉

梅雨の時期，雨の降る日が多かったため，学校薬剤師が小学校の屋外プール水について水質検査を実施することにした。

㉔ 問242（衛生） 過マンガン酸カリウム消費量を以下の操作により測定した。この測定から求められる過マンガン酸カリウム消費量（mg/L）の値に最も近いのはどれか。1つ選べ。
ただし，過マンガン酸カリウム溶液とシュウ酸ナトリウム溶液のファクターを1.0，$KMnO_4$の式量を158とする。

【操作】
検水100 mLをとり，これに過マンガン酸カリウム処理硫酸溶液5.0 mLを加え，さらに0.0020 mol/L過マンガン酸カリウム溶液10 mLを正確に加えた。5分間煮沸した後，ただちに0.0050 mol/Lシュウ酸ナトリウム溶液10 mLを加えて脱色させ，さらに0.0020 mol/L過マンガン酸カリウム溶液で微紅色が消えずに残るまで滴定したところ，3.2 mLを要した。

1　1.0　　2　3.0　　3　10
4　30　　5　100

㉕ 問243（実務） 過マンガン酸カリウム消費量に加え，学校薬剤師が行うプール水における水質検査項目はどれか。2つ選べ。

1 生物化学的酸素要求量（BOD）
2 結合残留塩素
3 遊離残留塩素
4 pH値
5 アンモニア

〈解答〉

第1　教室等の環境に係る試験法
① 第97回，問242　3，4
② 第97回，問243　2
③ 第98回，問138　2，5
④ 第99回，問139　2
⑤ 第100回，問244　1
⑥ 第100回，問245　3，4
⑦ 第101回，問140　6
⑧ 第102回，問24　2
⑨ 第103回，問140　4，5
⑩ 第98回，問137　1，3
⑪ 第99回，問240　1，4

第2　飲料水等の水質に係る試験法
⑫ 第97回，問23　1
⑬ 第97回，問138　4
⑭ 第97回，問238　3
⑮ 第97回，問239　2
⑯ 第98回，問242　3，4
⑰ 第98回，問243　1
⑱ 第99回，問23　2
⑲ 第100回，問136　1
⑳ 第102回，問242　4，5
㉑ 第102回，問243　2，3

第3　水泳プールに係る試験法
㉒ 第101回，問242　1，4
㉓ 第101回，問243　1
㉔ 第103回，問242　3
㉕ 第103回，問243　3，4

和文索引

〔あ〕

アウグスト乾湿計　11
アクティブ法　37
味　83
アスマン通風乾湿計　7, 10
圧電天秤法　18
4-アミノ-3-ヒドラジノ-5-メルカプト-1, 2, 4-トリアゾール法　41
安全試料採取量　46

〔い〕

イオンクロマトグラフ法（陰イオン）　78
イオン交換クロマトグラフィー　142
イソクラティック溶離法　143

〔え〕

一酸化炭素　25
一般型A級　60
一般細菌　69
一般細菌試験　69
液体クロマトグラフィー　135
塩化物イオン　75
塩素ガス　118

〔お〕

屋内プール　118
温度　6

〔か〕

加圧採取法装置　51
外観　102
化学イオン化法　147
拡散方式（パッシブ法）　54
ガスクロマトグラフィー　135
カタ温度計　21
カビ臭物質2-メチルイソボルネオール　85
過マンガン酸カリウム消費量　106
ガラス電極法　82
感覚温　6
換気　2
官能法　59, 85

〔き〕

気温　6
気湿　6
気動　6
揮発性有機化合物　36
逆相クロマトグラフィー　141
吸光光度法　98, 116
気流　6, 20

〔く〕

グラジエント溶離法　143
クロマトグラフィー　135
クロロフェノール　85
クロロホルム　111

〔け〕

結合残留塩素　93
減圧採取法装置　51
検知管　3
検知管法　3, 119

〔こ〕

呼気　3
固相吸着/加熱脱着法　44
固相吸着/溶媒抽出法　44
細菌試験用試料　68, 106

〔さ〕

彩度　124
サプレッサー　145
残留塩素　92

〔し〕

ジェオスミン　85
ジエチル-p-フェニレンジアミン法　94, 116
色相　124
色度　86
シクロヘキシルアミン塩素化物　85
ジクロラミン　93
湿式酸化法　80
2, 4-ジニトロフェニルヒドラジン　36
ジブロモクロロメタン　111
臭気　85
重量濃度測定法　16

〔す〕

順相クロマトグラフィー　141
硝酸銀滴定法　76
照度　59, 118
照度計　60, 61

〔す〕

水蒸気（飽和水蒸気）　10
水素イオン濃度　81
水平面照度　59
ステップワイズ溶離法　143

〔せ〕

静電容量式湿度計　10
積分球式光電光度法　92
絶対検量線法　138
全有機炭素（TOC）　79, 149
全有機炭素計測定法　80

〔そ〕

相対湿度　10
相対濃度測定方法　16
総トリハロメタン　111

〔た〕

大腸菌　71
大腸菌群　71
大腸菌試験　69, 71
濁度　89
炭酸塩　81
段理論　135

〔ち〕

腸管出血性大腸菌O157　71

〔て〕

デジタル粉じん計　16
電気抵抗湿度計　10
電子イオン化法　147
電流法　97, 116

〔と〕

透過光測定法　88, 91
特定酵素基質培地（法）　72
トリクロラミン　93

索 引

〔な〕

内標準法　138

〔に〕

二酸化炭素　118
日本工業規格 C 1609-1　60

〔ね〕

熱式微風速計　23
熱輻射　6
燃焼酸化法　80

〔は〕

パージ・トラップ-ガスクロマトグラフ/
　質量分析計　112
パッシブ法　37

〔ひ〕

ピエゾバランス粉じん計　18
光散乱法式　16
比色法　87
比濁法　89
微風速計　22

非分散型赤外線ガス分析計　5
標準寒天培地（法）　69
標準添加法　138

〔ふ〕

浮遊粉じん　15
プレカラム法　142
ブロモジクロロメタン　111
ブロモホルム　111
分離度 R　137

〔へ〕

ベースピーク　146
ヘッドスペース-ガスクロマトグラフ/質
　量分析計　114
ヘッドスペース-ガスクロマトグラフ/質
　量分析計による一斉分析法　114

〔ほ〕

ポストカラム法　142
ホルムアルデヒド　36

〔む〕

無彩色　124

〔め〕

明度　124

〔も〕

モノクロラミン　93

〔ゆ〕

有機物　79
有彩色　124
遊離残留塩素　92
遊離炭酸　81

〔よ〕

容器採取法　44

〔り〕

理化学的試験用試料　66, 104
理論段数　136
理論段高さ　136

〔ろ〕

ローボリウムエアサンプラー（法）　16

■ 欧文索引 ■

〔A〕

AHMT法　41

〔B〕

β-D-グルクロニダーゼ　71
β-ガラクトシダーゼ　73
β-グルクロニダーゼ　73

〔C〕

CO-Hb　25

〔D〕

DNPH　36
DPD法　94, 116

〔L〕

Low-Volume Air Sampler法　16

〔P〕

pH値　81

〔S〕

Scan測定　48
SIM測定　48

〔T〕

TOC　79

〔V〕

van Deemter式　137

学校薬剤師のための学校環境衛生試験法

定価(本体 3,600 円＋税)

2018 年 9 月 5 日　第 1 版第 1 刷発行

編　集	公益社団法人　日本薬学会 公益社団法人　日本薬剤師会
発行者	福村　直樹
発行所	金原出版株式会社

〒113-0034　東京都文京区湯島 2-31-14
電話　　編集 03 (3811) 7162
　　　　営業 03 (3811) 7184
FAX　　03 (3813) 0288
振替　　00120-4-151494
http://www.kanehara-shuppan.co.jp/

©2018

検印省略

printed in Japan

ISBN 978-4-307-47046-9　　　　印刷・製本：新日本印刷株式会社

JCOPY 〈出版者著作権管理機構　委託出版物〉

本書の無断複製は著作権法上での例外を除き禁じられています．複製される場合は，そのつど事前に，出版者著作権管理機構（電話 03-3513-6969，FAX 03-3513-6979，e-mail：info@jcopy.or.jp）の許諾を得てください．

小社は捺印または貼付紙をもって定価を変更致しません．
乱丁，落丁のものはお買上げ書店または小社にてお取り替え致します．

人の健康と環境を守るための最適な試験法を網羅。5年ぶりの大改訂版!

衛生試験法・注解 2015

公益社団法人 日本薬学会 編

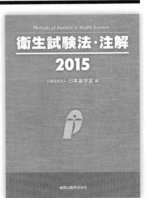

2015年版の特徴

- 試験法に関わる主な基準値を「法規・基準値等の一覧」として巻末に掲載
- 参照箇所を明確にし,使いやすさが大幅に向上
- 利用頻度が少なくなった旧来の試験法であっても,必要な試験法はweb上にて閲覧可能
- 各分野のスペシャリストが執筆
- 今,必要とされる最新の試験法を速やかに提供
- 新試験法の追加による本書のボリュームの増加を抑え,使いやすさを堅持
- 遺伝毒性試験法を大幅に充実

新規収載内容例
衛生・環境分野で近年新たに問題となっている有害物質等の試験法を優先して新規収載

【微生物試験法】国際的な標準法(ISO法,FDA-BAM法)との整合性をはかるため微生物試験法の全項目について見直した。病原寄生虫クドアの試験法を収載

【遺伝毒性試験法】哺乳類培養細胞を用いる小核試験,げっ歯類を用いるトランスジェニック動物遺伝子突然変異試験などを収載

【放射性物質試験法】食品衛生法の放射性セシウム($^{134}Cs+^{137}Cs$)基準値の設定を踏まえた解説を収載

【食品成分試験法】遺伝子組み換え食品の検出法を収載

【食品添加物試験法】現在でも違反事例が報告されることがある塩基性タール色素のTLC,HPLCおよびLC-MS(MS/MS)による定性法を収載

【食品汚染物試験法】誤食による中毒が毎年のように発生しているリコリンの試験法を収載,総アフラトキシンの定性および定量法を収載

【器具・容器包装および玩具試験法】ポリスチレンの揮発性物質,シリコーンゴムのカドミウムおよび鉛,玩具のフタル酸エステルなどの試験法改正に対応

【香粧品試験法】香粧品に混入の可能性のある鉛および1,4-ジオキサンの試験法を収載

【水 質 試 験 法】LC-MS-MSによるハロ酢酸分析法を収載,内容を充実させクリプトスポリジウム・ジアルジアの検出法を微生物試験法から移設して収載

【空 気 試 験 法】東日本大震災による原発事故を受けて空気中の放射性物質測定法を収載

最新の機器分析法を活用

各種の化学物質等の測定に,GC-MS,LC-MS,ICP-MS,ICP発光分光法等,最新の機器分析法を活用,併せて測定原理などの解説も充実

web page による情報提供

必要な過去の試験法や最新の基準値などをweb pageを通じて提供

◆B5判 1,300頁　◆定価(本体35,000円+税)　ISBN978-4-307-47043-8

2015.1

金原出版　〒113-8687 東京都文京区湯島2-31-14　TEL03-3811-7184(営業部直通)　FAX03-3813-0288
本の詳細、ご注文等はこちらから　http://www.kanehara-shuppan.co.jp/